あなたのための
臨床ヘルス・サイエンス

秋坂真史 著

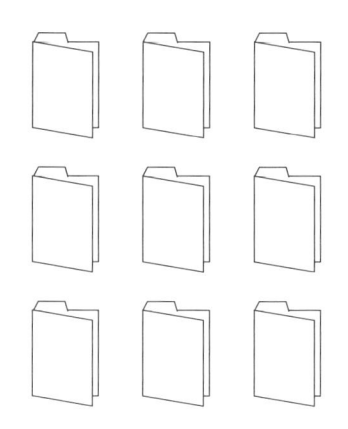

大学教育出版

はじめに

　医学は学ぶにも楽しいものです。健康や病気に関する内容やテーマは、現代という時代の激変に伴い生活習慣病をはじめ性感染症や様々な新しい疾患も急増して社会問題化したため、毎日のように多くのテレビ番組や新聞・雑誌などで登場します。総選挙の時も、すべての人に対して明瞭な医療福祉政策を公約しないと当選しないともいわれるほど、医療や健康は個人や家族あるいは社会の最大の宝です。ですから「自分は医学・医療を専門とする者ではないから学ぶ必要もない」という考えは誤っていることに、多くの人は齢を重ねるにつれ気がつきます。医学の基本的内容を「教養として」学べる若い時に幅広く学ぶことで、自分や家族など愛する人の健康や生命が万一危ない時に、いかに役立つかを実感することと思います。したがって医学は、ある意味で最も「教養学」として学ぶに値する学問と筆者は考えます。そのような立場から執筆した本書は、先に上梓した『教養としての精神・心身医学』と同様、大学の教養授業や様々なコメディカルの研修会などでの「健康医学（ヘルスサイエンス）」に類する講義科目の中で、一般の人でもわかりやすく医学とくに臨床医学に入っていける入門書です。

　また、健康長寿を望む時代背景から、多様な病気そのものにも多くの若者の関心が向かい、誰もが実生活上で役立つ臨床医学の系統立った知識を共有すべき時代に至っています。これまで医学に関心があっても難解な用語や概念に溶け込めなかった方にも理解しやすいように、症状から入り、基本的で総論的な内容に絞りました。そして、医学概論から始め、内科学を中心に小児科・産婦人科・学校保健あるいは健康長寿学に至るまでを、筆者の専門であった高齢者の長寿学の知見に基づき、若者や中高年の健康長寿学を意識して書き上げまし

た。
　医学は誰もが、その若い日に学んでおいて損のない学問です。本書が、賢明な学生や社会人の方々の将来の健康長寿に結びつく力になり、心身を病む人々へのより深い理解に役立てば、著者の喜びこれに勝るものはありません。最後に、本書の企画や編集にあたり理解と忍耐をいただいた大学教育出版の編集スタッフの皆様に感謝申し上げます。

2006年6月吉日

著　者

あなたのための臨床ヘルス・サイエンス

目　次

はじめに …………………………………………………………………… i

第1章　健康医学概論 ………………………………………………… 1
1. 臨床ヘルスサイエンス入門　　1
    - （1）医学とくに臨床医学　　1
    - （2）保健と治療医学　　2
    - （3）医学・保健学の分類　　3
    - （4）生きること・死ぬこと　　3
    - （5）ホメオスターシス　　4
    - （6）健康と病気　　4
2. 基礎的医学のポイント　　5
    - （1）基礎医学・臨床医学そして社会医学　　5
    - （2）解剖学的基礎　　5
    - （3）病理学の基礎　　6
    - （4）病変とは何か　　7
    - （5）病因について（病因論）　　10
    - （6）病気を治す手段　　11
    - （7）リハビリテーション　　12
    - （8）問診の知識　　13
    - （9）診察・面接　　14
    - （10）臨床検査　　15
    - （11）臨床医学の「歴史的戦い」　　22

第2章　教養としての内科学総論 ……………………………………… 25
1. はじめに　　25
2. 臨床医学における内科学の位置づけ　　25
3. 身体医学の中心としての内科学　　25
4. 内科学に関わる基本的事項　　26
    - （1）免疫とは何か　　26

（2）　免疫反応　　*26*
　　　（3）　免疫に関する治療薬　　*28*
5.　内科学全般に関わる臨床的事項　　*30*
　　　（1）　呼吸器系疾患（一般感染症）の主要症状と病理　　*30*
　　　（2）　呼吸器系疾患（一般感染症）に対する治療と薬理　　*33*
　　　（3）　特殊感染症の主要症状と病理　　*38*
　　　（4）　特殊感染症に対する治療と薬理　　*40*
　　　（5）　循環器系疾患の主要症状と病理　　*44*
　　　（6）　循環器系疾患に対する治療と薬理　　*45*
　　　（7）　消化器系疾患の主要症状と病理　　*54*
　　　（8）　消化器系疾患に対する治療と薬理　　*60*
　　　（9）　腎・泌尿器系疾患の主要症状と病理　　*62*
　　　（10）　腎・泌尿器系疾患に対する治療と薬理　　*65*
　　　（11）　血液疾患の主要症状と病理　　*66*
　　　（12）　血液疾患に対する治療と薬理　　*67*
　　　（13）　内分泌・代謝系疾患の主要症状と病理　　*69*
　　　（14）　内分泌・代謝系疾患に対する治療と薬理　　*72*
　　　（15）　中枢神経系疾患の主要症状と病理　　*76*
　　　（16）　中枢神経系疾患に対する治療と薬理　　*81*
　　　（17）　末梢神経系疾患の主要症状と病理　　*85*
　　　（18）　末梢神経系疾患に対する治療と薬理　　*88*
　　　（19）　神経・筋骨格系疾患の主要症状と病理　　*89*
　　　（20）　神経・筋骨格系疾患に対する治療と薬理　　*93*
　　　（21）　腫瘍（とくに悪性腫瘍）性疾患の主要症状と病理　　*96*
　　　（22）　腫瘍（とくに悪性腫瘍）性疾患に対する治療と薬理　　*97*
　　　（23）　救急疾患の主要症状と病理　　*99*
　　　（24）　救急疾患に対する診断・検査・治療と薬理　　*101*

第3章　教養としての小児科学総論 ……………………………………… 114

1. 重要な小児感染症　*114*
    - （1）ウイルス感染症　*114*
    - （2）細菌感染症　*115*
    - （3）その他の病原体感染症　*116*
2. 重要な小児呼吸器疾患　*116*
    - （1）急性気管支炎・肺炎　*116*
    - （2）急性呼吸促迫症候群　*117*
    - （3）自然気胸　*117*
    - （4）気道異物　*117*
3. 重要な小児循環器疾患の知識　*118*
    - （1）小児循環不全　*118*
    - （2）起立性調節障害　*119*
    - （3）突然死　*119*
4. 重要な小児消化器疾患　*120*
    - （1）口腔疾患　*120*
    - （2）食道疾患　*120*
    - （3）胃疾患　*120*
    - （4）腸疾患　*121*
    - （5）腹膜疾患　*121*
    - （6）肝臓および胆道疾患　*122*
    - （7）乳児下痢症　*123*
5. 重要な小児血液疾患　*124*
6. 重要な小児腎疾患　*124*
    - （1）糸球体腎炎　*124*
    - （2）ネフローゼ症候群　*125*
7. 重要な小児代謝栄養疾患　*126*
    - （1）小児糖尿病　*126*
    - （2）肥満症　*127*

8. 重要な小児神経疾患　*128*
　　（1）　脳炎および類似疾患　*128*
　　（2）　脳性麻痺　*129*
　　（3）　痙攣性疾患　*130*
9. 重要な小児筋疾患　*131*
　　（1）　進行性筋ジストロフィー　*131*
　　（2）　重症筋無力症　*131*
10. 重要な小児内分泌疾患　*132*
　　（1）　下垂体疾患　*132*
　　（2）　小児甲状腺疾患　*132*
11. 小児に多い重要な膠原病　*133*
　　（1）　自己免疫性疾患　*133*
　　（2）　リウマチ熱　*133*
　　（3）　若年性関節リウマチ　*134*
　　（4）　全身性エリテマトーデス　*134*
12. 小児に多い重要な運動器疾患　*134*
　　（1）　骨折　*134*
　　（2）　脱臼　*135*
13. 小児眼科の重要な知識及び疾患　*135*
　　（1）　視機能の検査　*135*
　　（2）　屈折異常　*136*
　　（3）　斜視　*137*
　　（4）　弱視　*137*
　　（5）　小児の主要眼科疾患とその治療　*137*
14. 重要な小児耳鼻咽喉科疾患　*138*
　　（1）　外耳道炎　*138*
　　（2）　難聴および聾　*139*
　　（3）　中耳炎　*139*
　　（4）　鼻および副鼻腔の疾患　*140*

15. 小児悪性新生物の重要な知識及び種類　*141*
    （1）総論　*141*
    （2）脳腫瘍　*141*
16. 重要な小児皮膚科疾患とその治療法　*142*
    （1）小児の皮膚特性　*142*
    （2）炎症性皮膚の治療　*142*
    （3）皮膚疾患薬の薬効　*143*
    （4）ステロイド外用薬　*143*
    （5）皮膚の吸収力　*143*
    （6）皮膚疾患薬の剤型　*143*
    （7）やけどの対応　*144*
17. 小児栄養学の重要基礎事項と関連疾患　*145*
    （1）はじめに　*145*
    （2）水溶性ビタミン　*145*
    （3）脂溶性ビタミン　*147*

第4章　教養としての性科学 …………………………………… *149*

1. 臨床「性科学」の概要　*149*
   （1）異性を正しく知るということ——より良い男女関係のために　*149*
   （2）母性科学入門　*150*
2. 婦人科学　*151*
   （1）正常妊娠の生理　*151*
   （2）胎盤と羊水の形成　*152*
   （3）胎児発育とその生理　*153*
   （4）異常妊娠、妊娠悪阻と子宮外妊娠　*156*
   （5）流早産と妊娠中出血　*158*
   （6）妊娠中の感染症　*159*
   （7）周産期の薬物使用と妊娠中の予防接種　*160*
   （8）胎児の発育異常　*161*

>　3． 産科学　*162*
>　　（1）　正常分娩　*162*
>　　（2）　異常分娩　*164*

第5章　健康長寿に向けた臨床ヘルス・サイエンスの実践 …………… *167*
>　1．　学生と健康、とくにメンタルヘルス　*167*
>　2．　すべての世代で大切な臨床健康医学の考え方　*168*
>　　（1）　ライフスタイル・モディフィケーション　*168*
>　　（2）　生活習慣病の臨床ヘルスサイエンス　*169*
>　　（3）　肥満の臨床ヘルスサイエンス　*171*
>　　（4）　「煙害」と「圧害」の臨床ヘルスサイエンス　*173*
>　　（5）　ストレス・運動習慣と高脂血症の臨床ヘルスサイエンス　*175*
>　　（6）　糖尿病の臨床ヘルスサイエンス　*176*
>　　（7）　癌の臨床ヘルスサイエンス　*177*
>　　（8）　セクソロジーのすすめ　*179*
>　　（9）　避妊という臨床健康医学　*180*
>　　（10）　恐怖の性感染症　*182*
>　3．　総合医療・チーム医療　*183*
>　4．　医療福祉・介護とターミナル・ケアまたは「死生学」　*184*
>　5．　健康長寿を目指して、今を生きる　*186*

索　引 ……………………………………………………………………… *189*

第1章　健康医学概論

1. 臨床ヘルスサイエンス入門

（1）医学とくに臨床医学

　医学という学問は、一言で表現し尽くせないほどの広さと深さを有している。医学の歴史は人類の歴史と軌を一にし、我々人類が生き残っていくために不可欠な知識と技術の集大成であった。一つの個体を維持し、また種族を保存することを、太古の昔より人類は生命の糸を絶やさないための至上命令と感じていた。そのため代々受け継がれてきた「病気に抵抗する知識」「病気と戦う内部の力」「病気を予防し病気を治す技術」などを、自分の代で精一杯活かし後世に記録や経験として伝えていった。それが現在の医学の体系を形作っている。医学というものを、多くの人は漠然と身体の病気を治し健康を保持する学問のように理解していると思われる。医学の体系は、病気の仕組みを解明するために研究する基礎医学・様々な病気に罹った者を検査し診断し、そして治療する臨床医学・個人および集団の保健また予防法を研究する予防医学に大別される。そこで医学とは、自然科学の研究方法によって個人の生命現象と病気の仕組みを解明し、様々な病気に罹った者を診断・治療し、個人や集団での病気の予防法を研究する学問である、ということができる。

　「臨床ヘルスサイエンス」という言葉は聞き慣れない名称だと思うが、新しい医学テーマを追究するには適していると考えている。「健康医科学（ヘルスサイエンス）」の多様な背景をもつ個人レベルの予防や治療を目的に実践する学問というほどの意味である。それに「あなたのための」が付くことによって、自分自身や家族など愛する人々に直接関わるという意識と主体性・積極性

を期待している。ちなみに健康医学という言葉は、すでにその名称も付いた学会も存在している。例えば、その日本健康医学会の「定義」によれば、「必ずしも病気や障害を持っていない人についての医学を指すとは限らない」とする立場から、「個人を重視し、その健康に係わる諸問題を解明し、これを科学として確立していくことを目的とした学問分野」としている。

　先の「ヘルスサイエンス」という意味では、疾病罹患（しっぺいりかん）を防ぐ（prevent）ことを本筋とする「予防医学」とほぼ同義な点も多いが、「個人の健康に係わる諸問題」を扱うと明記していることから、それよりかなり広義と理解できる。上の「個人を重視し」という点をさらに深く掘り下げて、「各個人の精神状態を含めた心身状態やおかれた社会的環境と家庭状況等の背景、また遺伝素因など生物学的因子にも配慮」し個別の対応・治療まで含めて考えるのが、ここでいう「臨床ヘルスサイエンス」という意味である。

（2）　保健と治療医学

　「保健」とは健康を守るということで「予防医学」とほぼ同様の意味をもつが、これまでは前者は集団の健康、つまり公衆衛生的な健康保持の意味が強かったし、逆に後者は個別的な健康保持で衛生学的な視点に立ったニュアンスがあった。ただ現在は、それほど明確な差はなくなっている。個人を含めたトータルな健康保持には、個人も集団も、両者の観点が必要であるからである。さらに現代においては実はもう一つ大切な意味合いが含まれていると思われる。つまり「健康を守る」という消極的なことのみでなく、もっと積極的に「健康を増進する」そして「不幸にして病になった者の命を救う」という実践を含むということである。また、ヘルスサイエンスとは健康医科学の意味であるが、これに「臨床」という言葉を加え、「個人が健康長寿を目指す」という自覚をもって学ぶことによって知識の獲得のみならず積極的に自己あるいは家族の健康増進を実践し、さらに高いレベルで病気の本態を理解していくことができると思われる。

（3） 医学・保健学の分類

　医学の内容を考えるとき、自然科学としての医学（基礎医学・臨床医学・予防医学・環境医学・産業医学・医療情報学等）の他に、社会科学としての医学（福祉医療学・医療経済学・医療システム学など）があり、その他にも生命倫理学（バイオエシックス）や保健教育学などがある。皆どれも個々の人間あるいは人間の集団や社会が健康、または健全に機能する上に不可欠な分野である。医学といえば、これまでは一般に「治療医学」と狭義に考えられてきたが、その他にも保健学あるいは予防医学という分野が存在し、注目されている。また社会医学という、マクロ的視点からの医学という学問の大きな可能性に満ちた範疇がある。さらに、脳血管障害（脳卒中）や虚血性心疾患（狭心症や心筋梗塞）などで一度倒れて病を得て疾病そのものは回復した場合に、残った後遺症を治していくリハビリテーションも脚光を浴びている貴重な医学分野である。しかし、病を得た個人あるいは「半病人」としての治療という立場から考えると、臨床医学の重要性はゆるがない。

（4） 生きること・死ぬこと

　健康や保健などを考えるとき、我々は根源的な問いかけとして、生命の本質は何か、人間は何のために生きていくのか、生きねばならないのか、などを考えることもある。生体の各組織は自発的に機能し個々に存在している。しかし、それらが個体としての全体の中では、各々が作用を及ぼしあって個体の統一性がとれている。そして、さらに人間社会という高度な機能をもった機構の中で個々の働きをし組織の一人として生きているのである。一方で、すべての生物は寿命という生命の限定を備えた存在である。生物は、一定の期間の成長段階を経て成熟し、子孫を残し、その間たいていは生命が維持されているが、その存在を否定するような外圧や因子が加わったり内部から生じたりすると、それらによって生命の機能は乱れ、命の終焉に至る。こうして、人間の場合、生命の交代が数十年毎に行われてきたのである（第5章5節参照）。

（5） ホメオスターシス

　生体は、絶えず変化する外部環境（気温・細菌・精神的刺激等）に曝されている。この変化にうまく対応しながら、物質合成と分解・摂取と排泄・刺激と反応を繰り返しながら、生体の体温や浸透圧などの生理状態の恒常性を保っている。これをホメオスターシス（生体恒常性：homeostasis）という。ただ、一般的には、この外部環境変化に対する恒常性保持は、身体内部の環境（状態）変化に対する恒常性保持をも含めて広義なものになっている。これがあって初めて、人間は安定した生命活動、ひいては生活活動を行うことができる。

（6） 健康と病気

　ふだん何気なく使っている言葉を定義するとなると、意外と難しいことがある。健康や病気という言葉あるいは概念もその一つであろう。これまで述べてきた内容からいうと、健康とは「生命あるものがその本来の生命の在り方に沿って生きており、全体を構成している個々の組織・器官も全体の中で各々の機能を正しく発揮し、統合体としての状態を保持しているの」である。すなわち健康の本質は、外観の正常さではなく、客観的にみた機能の適切さである。見かけ上、身体の一部が欠損していても、全体としてその生命体として正しい行動がとれていれば、健康ということができる。逆に、見かけ上は正常でも、正常（常識）から懸け離れた言動をするものを健康とは呼ばない。つまり人間の場合は特に、心身の調和がとれた統合体を健康な人（健常人）と呼ぶのである。病気とは、これとは反対に、「生命体が個々もっている本来の能力がまっとうに機能せず、一部もしくは全体の心身に何らかの異常をきたし、統合体として生き、また行動するにおいて調和の乱れた状態」であるということができる。この際、その異常もしくは障害が、やがて生命の全体としての機能を失わせ生体の死に向かわしめるのか、それとも調和は乱れた状態であっても個々の局所だけの障害にとどまるのかによって、完全なる病気か、局所的微細な障害なのかという判断が下される。局所的な障害であっても、やがて全体の調和を乱し統合体としての機能を失わせしめるものであるのなら、病気の前兆とみなされ、それを含めて考えるべきであろう。先述のように、「生体が統合体とし

ての機能を失った状態」は死を意味するからである。

2. 基礎的医学のポイント

（1） 基礎医学・臨床医学そして社会医学
　臨床医学は、直接患者を診て疾患の診断と治療を担当する。しかし、その基本として役立つ重要な医学のカテゴリーが基礎医学である。それは、今日では応用生物学といってもよいくらい細分化されている。ターゲットとして人間の生命を見据えているか否かの違いで、基礎医学にも多くの科目がある。また本著では最終章で触れる程度だが、社会医学というカテゴリーもあり、これは一般に人間の集団や組織に対する医学的応用の分野といえる。ここでは、臨床医学の概論的内容を述べる前に、多くの基礎医学的科目のうち、本著に必要で中心的な幾つかの科目についてのみ簡略に述べ、最終章で社会医学的考え方に触れておく。ちなみに見出しに「基礎的」医学としたのは、「基礎」医学以外に臨床・社会医学の基本的内容を含むからである。

（2） 解剖学的基礎
　この世界に起きる現象の多くは、それを生む形があって初めて生じるものである。したがって、生命体をつくる個々の器官や組織が、どういう位置でどういう形態をとって、全体の中で機能しているのかはきわめて重要なことであり、これが医学を学ぶ上での基本になる。正常なる基本的な形態を中心に学ぶ学問が解剖学であり、個々の機能と全体とのかかわりについて深く追究していく学問が生理学である。病理学は、病気に侵された生体の原因となる個々の組織や器官を肉眼あるいは顕微鏡的に調べていく学問である。これらは本書の後半の臨床的内容を理解する基礎にもなる。

　解剖学の基礎となるものの一部を、次図で具体的にみてみよう。今後の総論などの文章中に出てくる解剖学的語句は、図1-1を初め以後に出てくるすべての図を参考にして、医学の理解を深めていただきたい。

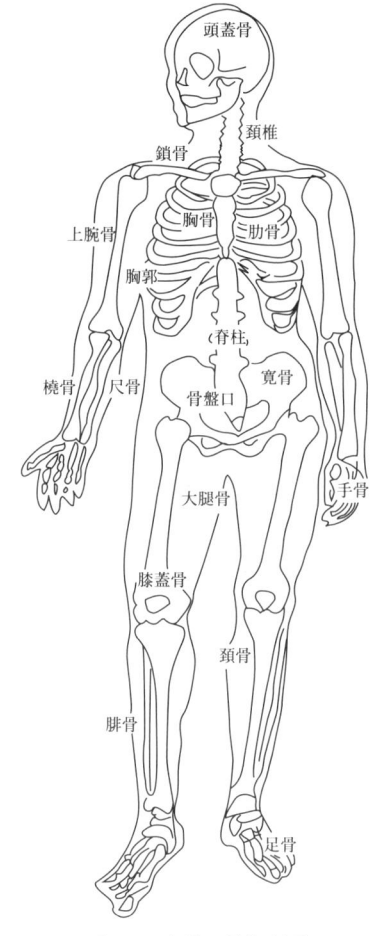

図1-1 身体の骨格全図

全身の骨格とそれを取り囲む脂肪や筋肉の大略を示した図である。そのそれぞれの器官が全体の調和を保ち、正常な機能を維持していくために、骨格はきわめて合目的的に作られて、主要な内臓保護と運動に役立っていることがわかる。

（3） 病理学の基礎

病気（疾患・疾病ともいう）は、その発症（特徴的な症状が出現すること）の時点や変化する経緯や状況、そして治療の結果としての病状の進展具合（予後）などから、急性疾患と慢性疾患とに大別される。かつては、単に治癒するまでの時間で3か月以内に治るものを急性疾患とよび、それ以上かかるものを慢性疾患と区分していた。しかし現在ではもっとわかりやすく、急激に発症し適切な治療によって完全な治癒が期待できる病態を急性疾患といい、徐々に発病が進展し賢明な治療によっても完全に治癒しないか（障害が残る程度で済むこともある）、いずれ全体の統合的健康状態に破綻をきたす（多くの場合、死に至る）病態を慢性疾患と呼ぶことが多い。

病気の発病に際して生体は、全体の調和を乱すものに対する自身への警告、すなわち危険信号にも似た様々な「症状」を呈示する。これは、本人が自分の病気を自覚するきっかけとなり治療に向かわしめるものであるから重要で、本書の総論的説明でも中心的な内容になる。生体の構造が一時的あるいは永続的に乱れ、同時に

その機能が破綻したことを病変といい、その箇所を病変部と示す。器質的疾患とは肉眼あるいは顕微鏡的に、明らかに病変部が存在する疾患群のことで、**機能的疾患とは器質的変化あるいは異常は認められないが、一時的であるにせよ、その働き（機能）が障害されている病態をもつ疾患群**である。何事でもそうであろうが、病気や障害の原因を追究することは、同じ過ちを繰り返さないためにも、あるいは医学的に限定していえば、その個体の治療につながる手段を考慮する上でもきわめて大切なことである。賢明な治療にもかかわらず、あるいは放置の状態で、残念ながら亡くなった患者の身体を法にのっとり遺族の許諾を得て解剖し、病因を詳しく検索することを、剖検という。これは、今後の医学の発展のみならず、社会的にも犯罪捜査などに頻繁に行われる貴重な学問的行為である。

（4） 病変とは何か

病変は、病理的にみると、炎症・腫瘍・奇形・血行障害・進行性病変・退行性病変などに大きく分けられる。炎症（inflammation）は、非常にしばしばみられる病変の一つであり、内外からの侵襲や危害に対する身体の局部反応のことである。その原因を、もう少し詳しくみていくと、細菌・ウイルスによる感染症・打撲や手足の捻挫あるいは草木や魚骨の棘が刺さるなどの外傷、熱傷（火傷）・凍傷・化学物質（強酸・強アルカリ・毒物）・日焼け、また寄生虫などがある。炎症反応とは、上記の原因によって起こる身体の侵襲や危害に対する反応であることは上でも述べたが、具体的には発赤（redness）・温熱（heat）・疼痛（pain）・腫脹（swelling）および機能障害（functional disturbance）の5つで炎症の5徴と呼ぶことがある。これらは身体の防衛反応の結果であり、「侵入者や異物（alian）」に対する戦いの結果としての反応である。これがないと、我々は自分の身体が侵襲や危害を受けていることを時に気づかずに過ごしてしまい、気づいたときには大きな痛手を被っていることもある。したがって、とくに疼痛を伴う炎症というものは、身体を守るために起こる合目的的な生体反応という考えもできる。

また炎症には、急性炎症と慢性炎症がある。基本的には、炎症の場合も急性

と慢性の概念に該当するが、炎症では、急性の場合は充血すなわち静脈性に血液が貯留する点と、滲出すなわち血液で液状成分のみが毛細血管から組織中に出る点が主であり、慢性炎症では組織細胞の増殖が主な変化である。

炎症の種類には、滲出性炎（カタル性炎［異常に多量に粘液を分泌する炎症］・漿液性炎・出血性炎・化膿性炎・潰瘍など）・増殖性炎（間質結合組織の線維が異常増殖して肝細胞を圧迫して萎縮する肝硬変や結核にみられる粟粒大の細胞増殖を伴う結核結節）などがある。化膿性炎が細菌の巣になり、そこから多量の細菌が血中に侵入して全身を廻るようになったのが菌血症で、さらに全身の臓器の機能不全を招くようになった病態を敗血症といい、生命にとってきわめて危険な状態になる。炎症の治療には、原因を除去することが大切である。例えば、化膿性炎の場合は殺菌であり排膿である。

腫瘍とは、体内の組織の一部が全身的統制を脱して、病的細胞が単独に異常増殖した組織である。すなわち、腫瘍組織は、体内の自身の組織から発生したものである。腫瘍細胞の母体となった組織の種類によって、腫瘍を分類する

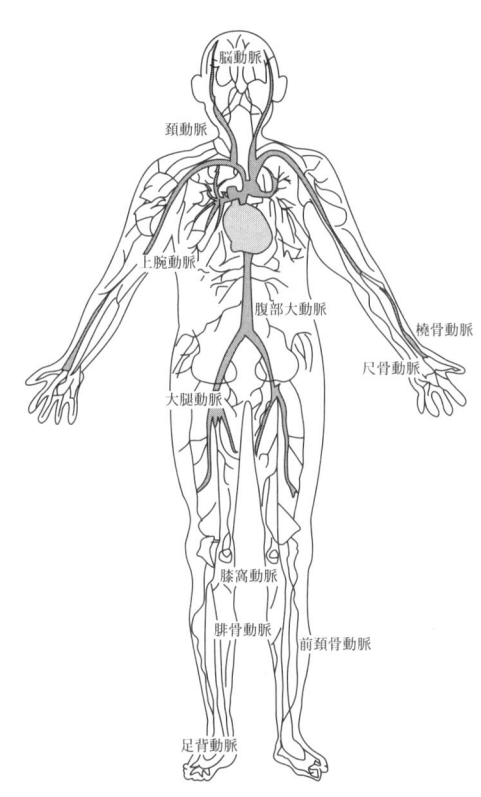

図1-2 全身の主要動脈系図

動脈系の血管は全身をくまなく走っているが、心臓を中心としたこの動脈系の全体像を正しく理解することは、救急医学にとっても重要で、一般教養でも皮膚に近い動脈がどの辺にあるかを知っておくと、自分の脈拍を知ることで保健管理にも活かせ、同時に事故などによる出血で倒れている人の生命を救うための止血部位を知る上でも役に立つであろう。

と、上皮性腫瘍・非上皮性腫瘍・混合腫瘍に分けられる。また、多少にかかわらず腫瘍組織の細胞は、母組織の細胞と異型をとる場合が多い。ただし異型性の小さい種類の腫瘍は転移もなく局部的増殖で終わるので良性腫瘍（ポリープ・腺腫・線維腫・脂肪腫など）、また無制御に転移を伴って全身性に増殖する致死性の悪性腫瘍を癌という。悪性腫瘍には癌腫と肉腫があり、さらに前者は腺癌・扁平上皮癌に分けられる。白血病は血液の癌といわれる。腫瘍の治療は、良性腫瘍の場合は生活に支障をきたす場合などでは手術で除去すればよく、悪性腫瘍の場合は手術除去の他、放射線・化学療法・免疫療法・ホルモン療法などがある。

奇形とは、胎生期にある個体の発育の途中に起こった発育異常で、単体奇形と二重体奇形とがある。前者は個体の一部に生ずる奇形（兎唇・多指症・心房および心室中隔欠損など）であり、後者は１卵性双生児の一部（頭・胸・背など）同士が発生途上に付着して一つの身体として生まれてくるものである。

血行障害には、虚血（局所的な貧血）・充血・うっ血・出血・血栓などがある。特定部分への血液供給が減少もしくは途絶えた状態を虚血という。末梢は、その動脈の狭窄もしくは閉塞部位から極度の貧血になり、やがては酸素と栄養が絶たれるため機能低下を起こし、壊死となって組織は死ぬ（梗塞）。その直接的な原因は、動脈硬化である。血管内腔が極度の狭窄状態になると、血液は別の通路（抜け道）を求めて、側副循環という別の細い血管を発達させることがある。充血は、動脈が拡張して組織に流入する血液量が増加した状態であり、うっ血は静脈血の流出が妨げられ局所的に静脈血が増加した状態である。出血は血管が破綻した場合に起こるが、体表面に流出するか、皮膚内部の組織に貯留するかで、外出血（一般的な出血）と内出血に区別される。血栓は、血管内ではふつう凝固することがない血液が何らかの原因で凝結し血塊をつくり、血管内腔を塞ぐものであり、症状を引き起こす（血栓症）。これが血流にのって、身体中の血管とくに頭部などの重要な血管にとんで閉塞させ重大な梗塞を起こすものを塞栓症という。

進行性病変には、肥大・増殖・再生がある。肥大とは、個々の細胞のサイズが増加するために、結果的にそれらで構成されている組織や器官の体積（容積）が増すことである。多くの生理的あるいは病的心臓肥大や肉体労働者の骨格筋

肥大などがある。増殖は組織の細胞数が増加し、結果として組織や器官の体積が増大することである。再生とは、欠損した組織のあった部位を元の組織細胞と同じ細胞で補って同組織に戻すことである。ただし組織によって再生能力に差があり、神経細胞や心筋（心臓の筋肉）は再生せず、骨格筋や平滑筋は再生能力が弱いといわれている。

　退行性病変には、変性・萎縮・壊死がある。変性には色素変性・脂肪変性・石灰変性・タンパク質変性などがあり、萎縮は細胞の縮小によって組織や器官の体積が減少すること、そして壊死は組織の細胞が死に絶え、その結果機能が消失した状態のことである。

（5）　病因について（病因論）
　病気や障害の原因のことを病因というが、一般に単一ということは少ない。実際の臨床の場では、患者にとっても病因は多数あり、そのどれが一番その患者の治療にとって重要か、を適切に判断することが重要な鍵になることがしばしばある。それを主因と呼び、その他の副次的な病因となるものを誘因と呼んでいる。このうち発症の引き金となるものを、とくにトリガーとよぶこともある。また病因には、外因と内因がある。前者は、文字通り外部から生体に加わる原因であり、後者はもともと本人に備わっていて病気に罹りやすい身体の状態のことで、素因と呼ぶこともある。多くの疾患は両方が絡んで発症するが、疾患によってどちらかに大きなウエイトがかかっているのが普通である。病気の内因には、年齢・性別・遺伝・体質（素質）・免疫（アレルギーを含む）・先天異常などがある。年齢というのは、乳幼児期・児童青年期・中壮年期・老年期によって、罹りやすい病気が異なっているということである。性別というのは、男性と女性によって罹りやすい病気が異なるということで、男性は心臓病・脳血管障害・代謝疾患・肺癌などに罹患しやすく、女性は内分泌疾患・貧血や生殖器系疾患に罹りやすい。また身体疾患でも、男性はどちらかというと、中年までの事故死を含めて致死的疾患が比較的多い。近年はDNAについての理解が深まり、遺伝子や染色体異常に由来する疾患がかなり分かってきた。それに治療では一義的に依存するかどうかを見極めることが重要である。この有無

や程度を遺伝負因ということがある。体質（素質）は、遺伝が絡むこともあるが、成長段階で獲得してきた心身の特性を指す。感染症や後天的に獲得する免疫力によって、疾患の罹患率が大きく変わるものがある。妊娠中に母体から胎児に風疹などの感染症・食物・水分・薬物・情動変化・ホルモン・糖尿病などの病気などの影響を受けたりすることがあり、このような生まれつきもっている障害や疾患を先天異常という。

　一方、病気の外因には、栄養不足・食物過剰摂取・物理的要因（温熱寒冷・光線・電気・放射線・音波・大気・外傷など）・化学的要因（動物毒・植物毒・薬物・農薬・無機物・有機溶剤など）・寄生体によるものなどがある。また、原因のはっきりしない疾患もしくは内因・外因が明らかでない疾患もある。悪性腫瘍などがその例である。

（6）　病気を治す手段

　治療法として、原因療法と対症療法がある。

　原因療法は、疾病を起こした原因そのものを取り除くことを目的にした根本療法である。感染症には原因となっている病原体を弱らせ殺す方法のことで、癌や結核に対しては摘出手術をして病巣部を切り捨てることである。

　対症療法は、古来より治療法の多くを占めてきた。それは病気の原因を除去することを目的とするものではなく、症状とそれによって生ずる苦痛を和らげたり、回復を助長するものである。例えば感冒で生じた高熱や頭痛といった症状を、解熱鎮痛剤で緩和するような方法である。根本的に治すことが目的なら、先述のように感冒の原因となるウイルスや細菌を殺すことを考えねばならない。しかし様々な事情から、やむを得ずあえてそこまでせずに、症状を抑えている間に生体の免疫力という自力での回復を待つ方法と考えることもある。「やむを得ず」といったのは、本当は根本療法を行いたくても、その手段が取れないことが未だ多いからである。様々な合併症は生体をさらに多くの苦痛に陥れるが、それを防ぐためにも原因療法と対症療法の使い分けは有効である。

　目的として、病気を治すというより病気に罹らないようにする手段として予防があるが、これについて学ぶ科学が予防医学である。さらに、方法という点

では、治療法は外科的療法と内科的療法があるが、その他にも理学療法・作業療法・精神療法・化学療法などがある。

外科的療法の典型は手術による方法であるが、器械や手技による特別な方法も含まれる。その発展は麻酔技術の進歩と無関係ではない。一方で内科的療法は、手術や特別な手技・器械以外の様々な方法を用いて治療していこうとするものである。すなわちワクチン・血清・ビタミン・ホルモンなどの薬物療法に、食事・運動療法・生活指導などを加えた守備範囲の広い治療法である。

理学療法は、理学療法士（PT）が温熱・寒冷・電気・光線・放射線やマッサージを含めた機械的運動など物理的手段を、患者の病変部に適応して患者の関節や筋肉などの障害部位などの回復を図る方法である。リハビリテーション医学にかかわり、患者の日常生活動作（ADL）を高めることに貢献している。他方で作業療法は、心身に障害のある者や先天的あるいは事故・疾患のために手足の運動障害や精神障害のある者に対し、作業療法士（OT）が様々な作業や動作をさせて身体障害を軽減させたり、精神を活性化させたりする方法である。

精神療法は、肉体に器質的異常がなくとも精神的ショックなどの因子によって心身の異常が起こることがあるが、そのような機能的障害者に対し、不安・不満・緊張・怒りなどの感情を心理的に治療しなければならない。カウンセリングを中心とした精神分析や認知行動療法あるいは催眠療法のような治療法である。

化学療法は、化学的物質を用い、病原体を攻撃し体内から排除する方法である。抗菌作用の強い抗生物質などが中心となる方法で、中には種々の副作用が出るものもあり注意が必要である。

（7） リハビリテーション

急性の外科的や内科的疾患は、上で述べた各々の方法で短期的に治療できる。しかし、脳血管障害（いわゆる脳卒中）により半身不随の者・重い心臓病で運動制限あるいは手術後の回復が期待される者・肺結核などの呼吸器疾患で行動制限されている者・幼少期にポリオなどで四肢麻痺のある者・骨折をして長期臥床を余儀なくされている者などの慢性疾患のある患者は、そのままでは

機能障害は完治せずいつまでも残ってしまう。このような立場の患者に対し、適切な運動・言語訓練や作業などを行い、望みを失った患者に改めて勇気と希望などを与えて、自立に向かった意欲的行動を起こさせようとする療法である。完治を目指さず、残された機能を最大限発揮させる現実的な方法で夢に向かって、自己の意志も味方につけて回復させる重要な治療法となっている。

（8） 問診の知識

　病歴とは、患者の病気についての歴史であり、家族あるいは家系の病気の状況（家族歴）、本人自身の過去の病気や健康状況についての資料や歴史（既往歴）、そして現在本人がもっている症状や病気の発症からの経緯（現病歴）などが含まれる。ときには患者本人はもちろん家族の社会歴や生活像をも聞くことが必要になる。病歴をとるとは、患者のもっている上記情報のほか主訴・心身の異常などの内容を本人から詳しく聞き取ることをいう。本人が子どもや老人あるいは病気の性質で外来に来れない患者の場合は、一番身近にいた者、特に親から聴取することが多い。病歴をとることは、医師または看護師らコメディカルと患者との初めての出会いの場でもあり、対話形式で行われることから問診ともいい、双方とも緊張感を伴うが、病気の診断につながる貴重な情報を得る機会であり重要な行為でもある。問診をとることを、専門的には「アナムネーゼをとる」ともいう。上手な問診をとれる医師またはコメディカルは、幅広い医学知識があるから要領よくとれるわけで、また初回から患者との信頼関係ができやすいということにもつながり、才能豊かな職業人である可能性が高い。難病や境界領域を除けば、多くの内科あるいは外科疾患の大半は、上手な問診によってほぼ適正な診断につながるともいわれる。

　主訴は、患者がどういう気持ち・理由・事情で医師に診察を求めたか、という最も問題にしている症状を患者自身の言葉で表現したものである。多彩な表現や種類の訴えをする患者の場合は、その最も中核になる訴えが主訴であり、診断や治療上、重要となることが多い。

　患者も一人で生きているわけではないので、本人の社会歴すなわち生育地・教育・職業・結婚・家庭状況・酒・タバコなどの嗜好品・趣味・運動状況・平

均的一日のリズムや生活内容など生活像・生活習慣、さらに主に同居家族全員の病気にかかわる因子の有無やストレスに係わる心理的関係も、診断もしくは治療上、重要となることも多い。現病歴についても先に触れたが、現在本人が訴える症状についてどのような経過を経て今日に至ったかの記録であり、また医院受診の動機にも当たるため問診の中で最も重要な意味をもつ。現病歴の内容について、最低限の聴取あるいは患者の立場から自ら話すべき事項を列挙すると、1）症状の始まった日時とその様態、2）病状（症状や重症・鎮静化など）とその推移、3）主訴と他の症状（随伴症状）の関連と変化、4）治療後の変化などである。既往歴とは、患者個人の過去に罹患した病気を含めた健康状態についての資料・記録をいうが、ツ反（ツベルクリン反応）・BCGでの陽転時期、女性なら月経状況（初経・規則性・最終月経など）、さらに広く事故・習慣・体質など個人の生活歴まで含まれてくる。家族歴は、家族・家系の疾病罹患状況や死因・死亡年齢・特定疾患罹患の有無などの記録である。遺伝性疾患あるいは遺伝負荷の強い疾患の場合、参考になることが多い。

（9）診察・面接

内科・外科など多くの科では、主に身体を中心とした診察を行う。逆に、これをまったく行わないで問診と検査だけで、診断そして治療に進むのは全人的医療としては適切でない。この場合も全身的な診察と局部に限定された診察があるが、それは専門性や症状の特殊性または医師の必要に応じて為される。しかし局部的診察であっても、全身の観察と左右の対称性に留意し、患者の表情変化・身体の動きなどには常に注意を払うべきである。精神科の場合は、身体の診察は簡略化し心理状況の把握に主眼を置くため、心理テスト・患者の表情や話し方あるいは問診内容に重点をおくことがある。診察には、視診・聴診・触診・打診などがある。視診は上で説明した内容を基本に診る。聴診は、聴診器を用いることが多いが、その際ヘッドのベル型と膜型を使い分ける。前者は低音、後者は高音部を聴き分けるのに適している。身体のどの箇所で何を確認しようとしているのかをわからないで、漫然と聴診器を胸に当ててもほとんど無意味である。患者への心遣いのある医師であれば、すぐに胸や腹部に押し当

てるのではなく、あらかじめ聴診器のヘッドを温め患者の皮膚温に近くなってから使用する。このような知識の理解があれば、診察を含めた医療行為はすべて一方通行的にならず、患者の診察すなわち担当医師の診察能力や性格判断の助けになる。患者を診ているのと同時に、患者から診られてもいるのである。

診察は、通常は患者に対して行うが、小児科での診察や精神科・心療内科での診察（面接）では、親や配偶者あるいは家族・近親者・担任教師・職場上司などとの同席面接もよくある。特に精神科・心療内科では、時間がかかってもその後で別個に面接を行うことで、意外に重要な情報を得ることが多々ある。普通の医師であれば、診察時に自分の考えた病変や異常が見つかったとしても、冷静に患者本人にその場で伝えるべきか否かを即断する。それには患者の立場や心理・家族背景などを詳しく把握しておく必要がある。

（10）　臨床検査

注意深い診察と問診によって心身所見を正確に把握すれば、おおよその診断がついたり、または診断の候補があがる。そして、その多くを否定し、幾つかに絞り、最終病名を確定する（除外診断・鑑別診断）ために、患者の許諾と協力を得ての検査計画を立て、それらを一つひとつ実施していく。その結果を注意深く読み、総合的に考え、ときに専門科に相談し、最終的に初めて確定診断名がつくのが一般的である。その後は診断に基づいた治療が開始できる。例えば高熱での検査には、尿や糞便（ふんべん）の検査・末梢血液像・赤沈（せきちん）・CRP試験・血圧などの他、胸部・腎盂（じんう）・消化器・胆嚢（たんのう）などのX線・CTなどの画像検査、尿・便・痰・胆汁・血液・髄液などの細菌検査、抗体価を調べる血清検査などが必要になる。

臨床検査の一つとして、健康診断や治療における血液や尿検査は重要なものである。それらによって発見される病気も多いし、健康医学の趣旨である早期発見・早期治療に直結するからである。以下に一般臨床検査として広く用いられているものを提示し、若干の説明を加えた。ここで項目の後の数値範囲は健常成人の一般的な基準値である。男女で異なる場合もあることに注意する。基準範囲とは、この範囲を超えても近値であるときは、経過観察か再検査などを

要するというほどの意味である。検査機器・試薬・分析方法の違いから健診機関によって同じ検体でも少し異なる数値のこともある。以下に呈示したのは一般的な基準範囲であるが、著しく逸脱するときは医師に相談すべきである。

①総コレステロール（TC）：150-219mg/dl

　食品中のコレステロールを摂取し過ぎて血中濃度が高い状態が続くと、後述する動脈硬化が進行し様々な生活習慣病を発症しやすくなる。しかし一方で、細胞膜構築に欠かせず、脂肪消化を助ける胆汁酸や性ホルモン合成材料となるため、身体に必要でもある。コレステロール類には、いわゆる「善玉」「悪玉」などの種類があるが、TCはその総合値である。コレステロールはそれ自体いわゆる「あぶら」であり血液中には溶け込めないが、その周囲を血液に馴染み易い蛋白質（アポ蛋白）やリン脂質で覆ったリポ蛋白という粒子に形を変えることで血液中に存在している。リポ蛋白は組成によって、カイロミクロン・超低比重リポ蛋白（VLDL）・中間型リポ蛋白（IDL）、その他低比重リポ蛋白（LDL）・高比重リポ蛋白（HDL）の5種類に分けられる。

②中性脂肪（TG）：150mg/dl未満

　TGは、エネルギー源として肝臓で作られ体中を巡って消費される。ただし過剰な糖分などのエネルギー物質も、それら多くは中性脂肪の形で蓄えられるので、脂肪肝や内臓脂肪などの原因となる。

③HDLコレステロール（HDLC）：40mg/dl以上

　HDLCは、血管壁に付着して間もない余分なコレステロールを回収して肝臓に送られ分解される。結果的に動脈硬化を防ぐ機能を果たすことから「善玉コレステロール」とよばれ、喫煙・運動不足・肥満などが原因で低くなる。

④LDLコレステロール（LDLC）：140mg/dl未満

　LDLCは、上記HDLCが「善玉コレステロール」とよばれるのに対し、「悪玉コレステロール」といわれて動脈硬化を促進する。TGと同様、食後は増加するので、正しい測定のためには医師から指示された測定前日の指定時刻以降は食事は控える。

⑤クレアチニンキナーゼ（CK、CPK）：男50-180；女40-140IU/l（インターナショナルユニット・パー・リットル）

心臓や骨格筋などの筋肉に主として分布する酵素で、そこに炎症などの障害が起きると増加する。障害部位の推定や重症度の判定を目的に測定されるが、激しい運動や持続的なスポーツの後は筋肉疲労などでも軽度炎症として増加する。またコレステロール降下薬などの副作用でも増加することがある。

⑥GOT/GPT（またはAST/ALT）：AST; 8-40IU/ALT; 5-35IU

肝臓の働き（肝機能）をチェックする代表的な検査項目である。ASTもALTも、肝臓に多く含まれる酵素でアミノ酸を作り変える機能を有する。ASTは心筋にも含まれるため心筋梗塞などでも上昇するが、ALTはほとんど肝臓に存在するので肝障害とくに肝炎や脂肪肝などが疑われ、双方の組合せで疾患種類が推定できる。

⑦ガンマGTP（γ-GTP）：60IU/l未満

γ-GTPは肝臓の解毒作用に関係する酵素で、しばしば過度のアルコール摂取つまり飲酒習慣で上昇する。アルコール性肝障害発見の手がかりになることも多いが、その他の原因で上昇することもある。

⑧乳酸脱水素酵素（LDH）：230-460IU/l

LDHは体内で糖がエネルギーに変わるとき働く酵素で、多くの組織に含まれ、それが破壊されるとき血中に流出して肝炎・肝癌・心筋梗塞などで上昇する。また運動・軽作業時や妊娠後期でも2倍近く上昇することもある。ただLDHは各組織から放出されるため、この高値だけでは異常部位の特定や診断はできない。しかし、LDHは5つのアイソザイム（同一体内で反応を触媒し機能的には同一酵素であるが分子構造が若干異なる蛋白質）があり、LDH1は心筋に、LDH5は肝臓に多量に局在している。そこでアイソザイム種類の異常値を分析したり、他の検査項目と組み合わせて推定診断が可能となる。

⑨総ビリルビン（TB）：0.2-1.0mg/dl

一般にTBは、黄疸の有無を判別する検査項目として知られている。黄疸は、寿命を終えた赤血球中のヘモグロビンが変化してできた黄色いビリルビンが、胆汁成分として胆道から排泄できなくなった際に、血中から体内や皮下に蓄積

した結果、発症する。

⑩アルカリフォスファターゼ（ALP）：100-280IU/l

　ALPは、肝臓・腎臓・骨組織・乳腺や胎盤などにも存在する酵素で、胆汁を介して肝臓から排出される。LDH同様アイソザイムを有し、その種類の異常値と他検査や症状などから、肝機能や黄疸の他、骨や胎盤機能の異常を知ることができる。

⑪コリンエステラーゼ（ChE）：0.8-1.1 フェノールレッド

　ChEも肝臓で作られる酵素の一つで、肝細胞に異常が生じるとその重症度に応じて、血中の値が変動する。他の検査よりいち早く、肝機能障害や脂質代謝異常（高脂血症など）を察知する。

⑫ TTT/ZTT：TTT; 1.5-7.0IU/ZTT; 4.0-12.0IU（Kunkel）

　血中にはアルブミンとグロブリンという蛋白質が多くあるが、前者は主に肝臓で作られ肝機能低下によって産生されにくくなる。相対的に後者が増え、試薬を加えると濁りを生じやすくなる。濁りの程度で肝臓のダメージ度がわかる。その比率を示す検査項目がTTTとZTTで、前者の高値は急性肝炎・高脂血症や糖尿病など、また後者の高値は慢性肝炎・肝硬変や膠原病などの可能性が考えられる。

⑬ロイシンアミノペプチダーゼ（LAP）：200IU未満（Goldberg）

　LAPも体内の各組織に存在するが、特に肝臓で産生される胆汁に多く含まれる。したがって、胆道閉塞や狭窄で流出が困難になると血中濃度が高くなる。その他にも胆石・炎症・癌などの胆道疾患や肝疾患で異常な高値になる。

⑭血清総蛋白（TP）：6.5-8.2g/dl

　血清とは、血液を試験管に入れて放置しておくとできる上澄み液のことで、その大半は水分である。しかし80種以上の蛋白質も含有し、そのうち6割弱はアルブミンで、約4割がグロブリン類とされる。したがって、この2種の蛋白濃度をもってTPとよぶ。肝障害や腎障害など、例えば慢性肝炎・多発性骨髄腫や脱水症などで高値、肝硬変・ネフローゼ症候群や栄養不良で低値を示す。

⑮HBs抗原（HBs-ag）：陰性（−）

　B型肝炎ウイルス（HBV）の感染有無をチェックする。HBVが体内で増殖

すると、HBs抗原を大量に作り出す。したがって、その存在や量を知ることで、間接的にHBVの存在を確認できる。存在を認めても肝炎発症がないこともあるが、血液などを通じて他に感染することはあり得る。

⑯ HCV抗体（HCV-ab）：陰性（－）

C型肝炎ウイルス（HCV）の感染有無を調べる検査である。陽性（＋）とは、現在感染しているか、過去に感染したということである。現在感染しているかを確定するためHCV抗原およびHCV-RNA検査などを行う。また、肝炎・肝癌の有無などを調べる。

⑰血糖（BS）：110mg/dl 未満（空腹時血糖＝ FBS）

血糖とは、血液中に含まれるブドウ糖のことで、その濃度を調べる検査である。腸から吸収されたブドウ糖は血糖値を上げるが、普通はそこに十分なインスリンが分泌されて働き、血糖値を元に戻して正常に保つ。しかし、糖尿病もしくはそれに近い耐糖能異常の病態では、当初はほとんど無症状ということもありインスリン不足や機能異常から血糖値は高いまま放置され、様々な合併症を惹起する原因を作る。したがって、血糖値は誰もが定期的にチェックする必要がある。

⑱ヘモグロビンA1c（HbA1c）：5.5％未満

ヘモグロビンがブドウ糖と結合したもので、それを調べることで血糖値では分からない過去数か月での血糖状態が把握できる。そのため糖尿病の重症度診断や経過観察をする上で役立つ。

⑲赤血球数（RBC）：男 410-530；女 380-480万個/μl（マイクロリットル）

血液中に含まれる赤血球数を調べる検査である。赤血球が少なくなると酸素を運ぶ能力が減少するので身体中の細胞は酸欠状態になり、いわゆる貧血（鉄欠乏性・悪性・再生不良性などの貧血）を引き起こす。逆に高値のときは、多血症という、血液が流れにくく血管も詰まりやすい疾患になる。

⑳ヘモグロビン、血色素（Hb）：男 14-18；女 12-16g/dl

Hbは、酸素を全身に運搬する中心的役割を担っており、血色素ともよばれ赤色をしている。分子間に鉄分を有しており、酸素や一酸化炭素と結び付きやすい性質がある。Hbは、貧血を診断する最も基本的な検査項目の一つである。

貧血の診断は男 13 女 12g/dl 未満とされるが、酸素と結合していない Hb すなわち還元 Hb 量が 5g/dl であると、生死にかかわることもある（第 2 章「チアノーゼ」参照）。男女とも約 10g/dl 以下になると、めまいなどの症状が出やすくなる。貧血診断のためには、Hb と RBC、そして次の Ht をセットで行うことが多い。

㉑ヘマトクリット（Ht）：男 39-52；女 35-48%

採血した血液は、試験管などに放置されると赤黒い色の固形的な部分とその上の部分を占める薄黄色の液状成分に分かれる。一定容積の血液中にこの固形質部分（血球成分の総体）がどんな割合で占めているかを示す値であり、低値の場合には貧血、高値の場合には多血症、または日常的な脱水症が疑われる。

㉒血小板数（Plt）：13-38 万個/μl

血小板は「外部に出た血液を凝固する」という重要な役割をもつ血液細胞の一つである。Plt が 5 万個/μl 以下になると止血に支障をきたすようになり、逆に多過ぎると血栓を生じやすくなる。

㉓白血球数（WBC）：4000-9000 個/μl

白血球は、病原体など外部から侵入してくる異物に対し、免疫つまり侵入物撃退の任務を負っている。したがって一般に WBC 増加は、多くの場合細菌やウイルスなどの異物が体内に入り込んで感染状態にあることを示す。白血病の際には、顕著に増加する場合と、逆に低下する場合とがある。また軽度の変化については、増加が運動直後・外傷・ストレス・妊娠・喫煙・ステロイド剤などで、また減少は膠原病・再生不良性貧血・放射線や抗癌剤などの薬物副作用によって起きやすい。

㉔尿蛋白：陰性（−）または（±）

尿は腎臓での濾過の結果つくられるが、正常では尿中に蛋白質が出現することはほとんどない。ただ糸球体腎炎やネフローゼ症候群など腎臓や尿道に異常があると、蛋白質が濾過されずに尿中に出現する。少量増加による陽性反応は運動後・ストレス・発熱・月経前後などでみられることがあり、必ずしも腎臓病と断言はできない。この際は尿沈渣（尿中の固形物の種類や量を顕微鏡下で調べる検査）や血液検査を含めた再検が必要となる。尿蛋白を含め多くの尿検

査には、その検査物質の有無のみをみる「定性検査」と異常反応の原因となる物質量まで細かく測定する「定量検査」があるが、必要に応じて選択される。

㉕尿潜血反応：陰性（−）

簡便な試験紙によって尿中に血液が混入していないかどうかを調べる検査で、肉眼ではわからない微量の血液も発見できる。健常者でも、激しい運動後や長時間の寒冷曝露（ばくろ）の後に陽性となることがあり、女性では月経中もしくは直後は陽性と出るので医師や検査者に伝えておく。上の様な特別な場合以外の陽性反応では、膀胱炎や腎盂腎炎など、あるいは尿路結石の他、尿道系の癌などが考えられる。

㉖クレアチニン（Cr）：男 0.7-1.2；女 0.5-1.0mg/dl

Crは後述のBUN同様、腎臓で排泄される老廃物の一種である。腎臓が正常に機能しているときは普通に尿中に排泄されるが、腎機能が低下してその排泄量が減少すると血中に増加する。食事や尿量の影響を受けにくいため腎機能を調べるのに有用な検査である。腎炎や腎不全で高値になり、筋ジストロフィーで低値を示す。

㉗クレアチニン・クリアランス：男 85-130；女 82-120ml/min

腎臓の働きのうち尿を濾過（ろか）排泄する機能を調べるものである。濾過率を直接判定する腎機能の力が数値で分かるので、広く利用される有用な検査である。しかし、血液と尿検査の双方で行うことや尿量も測定する必要があることから、いつでもどこでもできる検査ではなく病院で正確に測定することが必要である。低値の際には、腎機能低下を導く様々な腎疾患が疑われる。

㉘尿素窒素（BUN）：8-20mg/dl

BUNは、エネルギー源となる蛋白質が分解されるときにできる老廃物で、その大部分は尿中に排泄される。Cr同様、腎機能が低下し排泄量が減少すると、血中に増加する。低値では肝臓での蛋白質分解機能衰弱（すいじゃく）による肝硬変や劇（げき）症肝炎（しょう）など、また高値の場合には腎機能低下を伴う各種の腎疾患の存在が疑われる。

㉙尿酸（UA）：7.0mg/dl以下

UAは、細胞成分であるプリン体が分解してできた老廃物で、血中濃度が増

加して一定限度を超えると結晶化して膝や足趾(足指の付け根部分)関節に蓄積して激痛を招く。この病態が「痛風」とよばれるもので風が患部を刺激しても痛むほどという意味から名付けられたという。高尿酸値の状態が続くと平均5-10年で痛風発作を起こし、頻回な発作は心血管や腎臓にも悪影響を及ぼすので、UAの定期的チェックと過食やプリン体摂取制限などの尿酸値コントロールが大切である。

㉚便潜血反応：陰性（－）

便の成分に通常、血液は含まれない。したがって、便に血液が混じる（黒色便・タール便）ということは、消化管出血があるという可能性が高い。便潜血反応では、肉眼で見えない微量の出血（潜血）を化学的に検出することができる。そのため陽性では、大腸癌やポリープ、潰瘍性大腸炎・痔などの存在が疑われる。消化管のどこかに出血性病変があれば陽性結果が出るので、大腸癌の早期発見に有効である。

㉛C反応性蛋白（CRP）：陰性（－）または0.5mg/dl以下

CRPは、感染症・膠原病・外傷・腫瘍などにより炎症が生じたときに血液中に出現する蛋白質である。体内に急性炎症が存在すると6-8時間で急速に増加して数日目に最高値に達する。病気の特定はできないが、炎症有無・状態・経過などを判断し追跡観察するのに有用である。

㉜RAテスト/リウマトイド・ファクター（RA/RF）：陰性（－）

関節リウマチなどの自己免疫疾患（第2章参照）の患者血液中には、リウマチ因子(リウマトイド・ファクター)という自己抗体が存在する。その因子はγ-グロブリンと結合する性質があるため、これを含んだ試薬を血清に加え凝集反応をみて関節リウマチなどの膠原病やその他疾患の有無などを調べる。

(11) 臨床医学の「歴史的戦い」

古来から人類を最も戦慄せしめたものの一つは、ウイルスや細菌を中心とした感染症であった。これに寄生虫を含めた微生物との戦いは、医学的にみると、人類が生き残るための凄まじい戦いの連続だった歴史と言っても過言ではない。この戦いはまだ人類の勝利とはいえず、現在もなお戦いの真っ最中であ

る。さらに今後もずっと続くと思われるが、人類にとって大切なことは、戦いの防衛策である治療としての抗生物質（抗生剤・抗菌薬ともいう）の改良や発見も大切なことであるが、「いたちごっこ」の感も否めず、自己に備わっている防衛機能としての免疫力、あるいは将来に対して備えるべき免疫力を認識して「永遠の戦い」に臨むことであろう。個別的な戦いの負けは「個体の死」を意味し、微生物との「永遠の戦い」の敗北は人類存続に危機を与えることになる。したがって本書では、その人類における健康保持のために欠かせない免疫について考えることから始めたい。

人間（「ヒト」という場合も多い）は、生まれつき（先天的に）、このような最低の防衛能力を母親から受け継ぎ、さらに乳幼児期に戦いの場に臨みながら、自分でも獲得し発展させていく。しかし、ときにその臨戦体制がうまく整わず、微生物との戦いの初戦で思いもかけず苦戦することがある。一般には、予防もしくは敵を知る防衛体制が整わないうちに攻められて初戦で苦戦することは多々あり、ときに危険な状態まで追い込まれることはあるが、人類が獲得してきた頭脳の力すなわち叡智でつくられた抗生物質で、何とかしのいで最後の砦である生

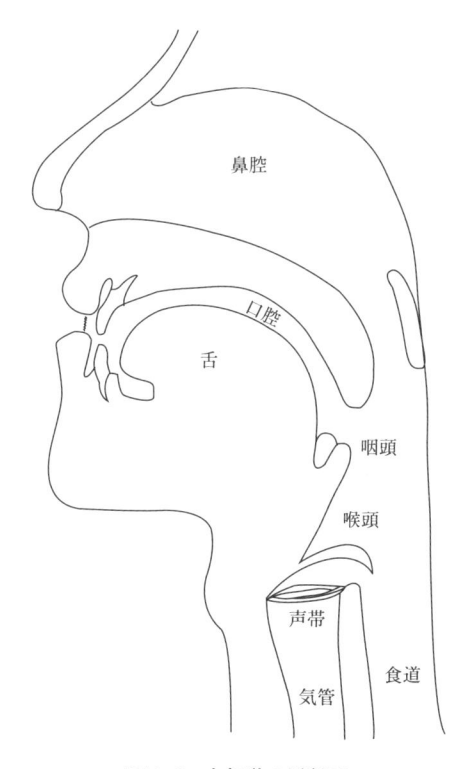

図1-3　上気道の縦断図

上気道感染症などの疾患では、この図のように鼻腔や口腔から侵入したウイルスや細菌などの微生物が、その粘膜から正常細胞に侵入し、破壊し感染を拡げていく。感染症の最も主要な門戸の1つであるといってよい。

命を守り抜いてきた。しかし、それに耐性をもつ突然変異株がまた大繁殖し再攻撃してくるため、この「永遠に続く戦い」は抗生物質などの治療に頼るだけでなく、人間が本来もっている防衛機能としての免疫力の増強・強化を新たに考え直すきっかけを与えている。

　ただ、もともと免疫力（免疫能）が弱いか、何らかの原因で弱くなっている者もあり、敵の攻撃に耐えにくい体質をもつことがあり、その際は大きな問題となる。これを易感染性（いかんせんせい）という。すなわちそれは、一般に想定されるよりも様々な病原体によって感染の攻撃を受けやすく、しかもそれに対抗できずに負けてしまう体内の免疫システムが機能しない体質または病態のことである。

第2章　教養としての内科学総論

1.　はじめに

　精神医学や心身医学あるいは心療内科学については姉妹編テキスト『教養としての精神・心身医学』で詳しく述べてあるので、ここでは内科学総論、また第3～4章では眼科・耳鼻科学的事項も含め広く解説した小児科学総論、および主要な教養的テーマを概説した臨床的な性科学総論、（特に産婦人科学総論）など、臨床医学とくに身体に関する「臨床身体医学」の広い裾野を学んでいくが、ここでは内科学を中心とした基礎的事項を広く述べる。

2.　臨床医学における内科学の位置づけ

　内科学は、医聖ヒポクラテスの古来より、医学という学問の根幹であった。そこから、様々な医学の専門科が分化していった。まず外科学という大きな枝が分かれ、各々の大きな枝から今日ある多様な医学分科が出現してきた。
　そこで、身体医学の最も基本である内科学の総論的内容を学ぶにあたって、まず臨床医学についての包括的理解が必要であると思われる。

3.　身体医学の中心としての内科学

　学問分野の概論内容には、一般的には総論と各論の記述がある。内科という医学でも主要な科目になると、双方を論ずることはもちろん、個々の詳細を述べるのは相当の時間と労力と、そしてページ数を割くことになる。ここでそれ

を行うことは本書の趣旨に合致しない。仮にできたとしても、大変に分厚い事典のような書物となり、大きさも価格も半端なものではなくなってしまう。重要なのは、対象たる読者がその書で何を求めているか、どういう知識を必要としているか、であろう。そこで本編では、「臨床ヘルスサイエンス」を学ぶに必要な主に薬物治療を主とする身体医学、特に内科学を軸に、医学を初めて学ぶ上で重要と思われる症状や病理・薬理学的事項も加え、日常生活にも役立つ教養教育の立場から簡潔にまとめた。ただ、もっと深く様々な病気について知りたいと思う読者の便宜を図って、多くの協力者を得て幸いにも姉妹書としての講義用の小テキスト（内科および心療内科各論、母性小児科学各論）を別に用意してあるので参考にしてほしい（巻末参照）。

4. 内科学に関わる基本的事項

(1) 免疫とは何か

免疫とは直接的には「疫病（病気）を免れる」意味であるが、一度ある病原体に感染することによりその病原体に対する抵抗力ができ、次からは罹りにくくなることをいう。最近では「自己」と「非自己」を認識し、「非自己」である異物を除去する能力のことと考えられるようになった。つまり免疫とは、「自己（自分自身の本来の細胞など）」と「非自己（異物・自分の体の外から入ってきた細胞やウイルスなど）」を区別し、ときには生命そのものを脅かす結果になる「非自己」を排除する働きのことで、この能力を免疫力という。

(2) 免疫反応

1) 細菌感染

①細菌に感染したときに真っ先にこれらの侵入者を攻撃するのは、顆粒球やマクロファージとよばれる白血球である。これらの細胞は異物を細胞の中に取り込んで殺す（貪食作用）。

②マクロファージが殺菌しきれない場合は、消化した細菌の一部を自らの表面に付着させ抗原（細菌）提示し、T細胞に「外敵」の存在を認識させ援助を

求める。マクロファージはインターロイキン（サイトカイン）を分泌し、それが脳の温熱中枢に連絡して発熱させたり、T細胞を活性化させる。

③B細胞は表面のレセプターで抗原を捉え、抗原に対応する抗体を作るように準備する。

④ヘルパーT細胞はマクロファージやB細胞から抗原情報を受け取り、B細胞に抗体を作るよう指示を出す。またサイトカインを分泌し、B細胞が抗体を作るのを助けたり、マクロファージが活性化するのを支援する。

⑤表面で細菌と結合した抗体は補体と一緒になり、細菌に穴をあけ破壊したり、塊にしてマクロファージなどの貪食細胞が食べやすいようにする。

⑥細菌が完全に排除されたとき、サプレッサーT細胞はサイトカインを分泌して免疫反応を抑制し終了に導く。

2） ウイルス感染

①ウイルスに感染した場合は、その細胞からインターフェロンが分泌されて、感染していない細胞に働きかけて、ウイルスの増殖を止めようとする。

②ナチュラルキラー（NK）細胞もウイルスに感染した細胞を破壊していく。マクロファージも感染細胞を食し処理していく。マクロファージはその処理した断片を表面に抗原提示し、「外敵」の存在を認識させる。同時に分泌されるインターロイキンは、脳に働き、発熱させて免疫を活性化させる。

③ヘルパーT細胞はマクロファージの抗原提示をみると、サイトカインを分泌しキラーT細胞を活性化させる。この時点から本格的にウイルスの撃退が始まる。

④キラーT細胞は分裂・増殖し、ウイルス感染した細胞を直接破壊する。同時にキラーT細胞やヘルパーT細胞はインターフェロンを分泌してウイルスの増殖を抑える。

⑤B細胞によって分泌された抗体は、NK細胞やキラーT細胞によって破壊された細胞からとび出てきたウイルスと結合して、他の細胞への感染を防ぎ無害化する。瀕死のウイルスはマクロファージが処理する。

⑥サプレッサーT細胞が働いて免疫反応は終了し、感染症は治癒する。

(3) 免疫に関する治療薬

1) 免疫抑制剤

　免疫抑制剤は、一般に免疫系の諸疾患に対する第一選択薬ではない。それはこれらの薬物がいずれも非特異的に免疫反応を抑制することと、その非特異的細胞毒性により重篤な副作用が少なくないためである。特に臓器移植の際の拒絶反応予防には必須である。また、ステロイド薬では十分な効果が得られないリウマチ、膠原病患者などには比較的よく使用される。シクロホスファミド製剤は免疫抑制作用の他、核酸代謝を阻害することから抗癌薬として使用される。腎移植における拒絶反応の抑制には、アザチオプリン製剤が用いられる。白血病や絨毛癌などには、葉酸代謝拮抗作用があり、抗癌薬または抗リウマチ薬として利用されるメトトレキサート製剤が用いられる。強力な免疫抑制作用や腎移植などによる拒否反応の抑制効果には、シクロスポリン製剤など強い薬が使用される。しかし、これらの薬剤は特定の悪い細胞や組織に作用するのみでなく、一般組織や細胞にも作用してしまうため、易感染性や白血球数減少などの骨髄抑制症状・脱毛・胃腸障害（嘔気嘔吐など）をはじめとした様々な副作用が出現するため、あらかじめその対策を講じておくことが必要である。

2) 免疫増強剤

　一方で、免疫力向上を目的とした治療には、細菌の菌体抽出物でありT細胞やB細胞の分化誘導をおこし、炎症性サイトカイン（免疫細胞を増殖させる物質）や免疫グロブリン（細菌などを駆除する生態防御システムを担う物質）の放出を促進することにより、感染を防ぐことを目的とした薬や免疫力増強作用（B・T細胞、マクロファージ、インターフェロン等の生産および活性上昇）のある薬剤などが開発されている。ただ逆に、膠原病・リウマチなど免疫系に異常のある者・移植手術を予定する者・強いアレルギーの者や授乳妊娠中の女性への投与は禁忌となることが多い。

3) 抗アレルギー薬

　広義の抗アレルギー薬は、間接的にアレルギーシステムの一部に介入してその働きを抑制する抗ヒスタミン薬と、直接にアレルギー機構に働きかけて発作予防を目的とする狭義の意味での抗アレルギー薬とがある。

①抗ヒスタミン薬

　アレルギーは、主に肥満細胞の膜上の免疫グロブリンE（IgE）と抗原が結合することにより、細胞からヒスタミンや種々のサイトカインが放出されることで惹起される。体内でヒスタミン拮抗物質やヒスタミン遊離抑制物質を抗ヒスタミン薬（剤）という。抗ヒスタミン薬は、一般に鼻炎などで鼻汁（鼻水）が止まらないときなどに与薬される。ヒスタミン受容体には2種類あり、一つはH1受容体と拮抗するもので、痒みや鼻水を止める作用などがある。通常はこちらを抗ヒスタミン薬という。もう一つは、H2受容体の作用と拮抗するものでH2ブロッカーと呼ばれ、胃酸の分泌を強力に抑制する。副作用として眠気が起こるので、自動車の運転など危険な作業は避ける。蕁麻疹・湿疹・掻痒・鼻炎に効能のあるエタノールアミン系剤、例えばジフェンヒドラミン（レスタミン等）の抗ヒスタミン作用は発現が早く強力な鎮痒作用・止痒作用がある。アレルギー症状の原因となるヒスタミンの作用を阻害する効果がある。精神病薬として用いられるフェノチアジン系薬のうち、塩酸プロメタジン（ヒベルナ等）のように抗ヒスタミン作用を有するものもあり、アレルギー症状の原因となるヒスタミンやセロトニン等の作用を阻害しアレルギー症状の発現を抑える。ただ自律神経遮断による強力な抗ヒスタミン作用とともに、鎮静・催眠・体温低下作用も出る。また多量使用には悪性症候群や顆粒球減少に注意する。

②抗アレルギー薬（狭義）

　抗アレルギー薬は、アレルギーの仕組みの一部を抑えて、最終的な炎症を軽くする薬である。発作出現を抑える予防薬のため、発作時の使用はできない。使い始めてから効果が出るまでに早くても数週間はかかる。効果が出て喘息発作が少なくなっても、気管支炎が十分に治まって過敏症が改善する前に服用を止めてしまうと、また元の状態に戻ってしまう。抗アレルギー薬の多くは、ロイコトリエンやトロンボキサンなどの化学伝達物質の効果をそぐことで効能を発揮する。ステロイド薬と違って、抗アレルギー薬はすべての喘息患者に効果があるわけではない。苦しい時に即効性があり楽になる抗発作薬と違い、予防薬はなかなか効果を実感できない。したがって、効能があっても長続きせずに服用を中止してしまう者も多いが、服薬を継続することが肝要である。

以下、主要症状や症候の説明から入り、それに密接に関わる疾患の病態と薬物治療などについて大切と思われる点をまとめた。したがって、それらはその都度入れ替わり、個々別々にまとめて述べているわけではない。その方が関連して覚えられるので理解しやすいと考えた。

5. 内科学全般に関わる臨床的事項

(1) 呼吸器系疾患（一般感染症）の主要症状と病理
1) 発熱（fever／pyrexia）

ヒトの体温は一定の範囲内で生理的変動しているが、ほぼ一定に保たれている。これは体表面・肺からの熱の放散や筋肉でのエネルギー消費などに従って、熱の産生量が調整されるからである。発熱とは、体温調節中枢の機能異常のため体温が正常より高いレベルに設定されている状態であり、そのため熱の消費量以上に産生が増えた結果、起こるものと考えられる。体温調節中枢は視床下部に存在している。発熱の主な原因は①体温調節中枢障害、②熱産生増大、③熱放散の障害、④組織障害での発熱（感染症・外傷・手術・腫瘍・白血病・心筋梗塞・脳出血・膠原病・痛風など）である。

発熱は臨床で非常によくみられる症状であり、一般に37.0から37.9℃を微熱、38.0から38.9℃を中等度発熱、39.0℃以上を高熱とよぶ。その他、熱型（ねっけい）が診断に大きな意味をもつことがある。熱型とは、体温の時間的推移によるパターンの変化であり、この記録の分析により原因疾患を絞ることができる。熱型には基本形として次のようなものがある。

①稽留熱（けいりゅう）とは、1日の体温の日差が1℃以内におさまり、腸チフスや肺炎の極期などにみられる。

②弛張熱（しちょう）とは、1日の日差が1℃以上になるもので、敗血症や化膿性疾患などにみられる。

③間歇熱（かんけつ）とは、高熱期と無熱期が交代に現れるもので、マラリアや回帰熱などにみられる。

高熱の原因は急性感染症によるものが多い。結核・肝臓・胆嚢（たんのう）・胆管・腎（じん）

盂腎炎などでみられる。問題となるのは原因不明の発熱で、結核などの各種感染症の他に、全身性エリテマドーデス（SLE）・リウマチ熱などの膠原病や白血病・悪性リンパ腫（ホジキン病）などの悪性腫瘍もあるので注意する。

他方で微熱が続く場合は、尿路感染症や膠原病以外にも原因不明タイプのものも多く、不明熱（FUO：fever of unknown origin）とよばれる。他の症状として、全身倦怠感や頭痛・睡眠障害・食欲不振など多くみられる。

2) 咳嗽（cough）

瞬時に、気道内に侵入した異物や気道内分泌物の排除を目的として起こる生理的もしくは生体防衛反応の一つで、いわゆる咳のことである。反射的に起こるものであり中枢は延髄にある。気道異物などの存在による末梢刺激は、迷走神経・横隔神経などの求心性神経線維を通って延髄中枢に達し、反射指令が出される。他にも線毛運動・気管支蠕動運動・横隔膜反射などが同時に進行することがあるが、咳は肺胞内空気が気道を通じて爆発的に有声駆出させる点に特徴がある。その反射を生じさせる鋭敏な部位は肺胞や小気管支など末端部ではなく、咽頭・喉頭・気管分岐部などの「前線にある関所」的な箇所である。咳も様々な原因で起こり得るので、出現状況や随伴症状を詳しく把握して病変部位と種類を診断する必要がある。その幾つかを挙げれば、上気道感染を中心とする全身感染、タバコ煙や刺激性ガスの吸入あるいは塵肺などの化学的原因、声帯酷使や肺気腫など機械的圧迫・炎症、鼻炎副鼻腔炎・食物誤嚥など物理的刺激、多種の炎症や気道感染症のような微生物的刺激、反回神経麻痺などの神経性、肺水腫・肺塞栓・肺梗塞・肺うっ血などによる血管性、習慣性やヒステリーによる心因性のものなど多岐にわたる。出現時期や時間帯から、冬季に増悪する場合（寒冷刺激による慢性気管支炎や肺気腫など）、早朝や起床時に多い場合（就眠時貯留による慢性副鼻腔炎や気管支拡張症など）、就寝後すぐ出る場合（急性肺水腫のような起座呼吸を要するような左心不全を起こす疾患や気管支炎などでも起こる）、夜間や明け方に多い場合（気温や季節の変わり目に起こりやすい気管支喘息など）、他臓器に関連したものとして先述の左心不全を来たす病態やリンパ節・新生物による圧迫・排気ガスや大気汚染による職業的原因、微熱や寝汗を伴う結核性などが有名である。性状から、粘液や浸出

分泌物すなわち痰を伴わない乾性咳嗽とそれらが同時に排出させる湿性咳嗽に分けられ、それぞれに重要な疾患がある。前者では普通の感冒あるいはかぜ症候群の初期でも起こるが、肺結核や肺癌の初期・間質性肺炎、喫煙家に特有の習慣性咳嗽がある。後者では、大量の膿性痰を伴う気管支拡張症など・化膿性細菌による黄緑色の痰を伴う気管支炎・肺炎などの上気道炎・粘液性や泡沫状の痰を伴う気管支喘息や心臓喘息・血痰を伴う疾患などを合併することがある。

3) 咽頭痛（sore throat）・咽喉頭違和感

ノドの痛みは、かぜ症候群などの呼吸器感染症に初発または併発する症状として多いが、アレルギー疾患や咽喉頭の良性・悪性腫瘍によることもあり得る。咽喉頭の違和感もしくは異常感は、局所的な疾患のみでなく全身的あるいは精神的要因について考え、特に悪性腫瘍を除外診断することが重要である。

4) 呼吸困難（dyspnea／breathlessness）

「呼吸苦」とも俗にいうが、呼吸が何とかできているがきわめて苦しい病態である。放置すれば死に至ることも多い。体動時に呼吸困難が起こる場合は、呼吸頻数（頻呼吸）という形で訴え、同時に動悸を伴うことが多い。呼吸困難には、吸気性呼吸困難と呼気性呼吸困難があり、疾患によってどちらか、あるいはその双方の症状をきたす。前者で起きやすいものは上気道の狭窄がある疾患で、後者は気管支喘息や肺気腫などであるが、狭窄部位によって一律に疾患を特定できないこともあり、その他の多くは混合型である。慢性気管支炎・肺気腫・間質性肺炎・僧帽弁狭窄などの肺うっ血状態でも起こる。安静時に呼吸困難を訴える場合は、気胸・肺梗塞・胸水・気管支喘息などがあり、過喚気症候群など心因性でも生ずる。呼吸困難が起きる場合は、随伴症状に留意する必要がある。つまり、咳や痰の性状・喘鳴・胸痛・頻脈・意識障害・手足のしびれなどがある場合は、原因疾患が絞られる。

5) 喘鳴（wheezing、stridor）

ゼーゼーという胸部音を発している状態であり、聴診するまでもなく近くに寄っただけで聴取されることが多い。多くは呼吸困難を伴い、努力性呼吸を呈する。細小気管支の狭窄による呼気性喘鳴（wheezing）と、気管や喉頭部の

狭窄による吸気性喘鳴（stridor）がある。
  6）　全身倦怠感（general fatigue）
「体がだるい」という感覚であるが、その他に疲れやすいとか、元気がない、動きたくないなどの健全な日常生活を妨げる疲労感に似た症状も伴う。健常人が重労働を行った際の疲労感は生理的なものである。病的な場合でも個人差があるので診断が難しいことがあるが、精神的因子と身体的因子の双方から考慮することが肝要である。前者では神経症・うつ病ときに統合失調症であることもあり、後者では感染症・貧血・内分泌・代謝性疾患が多く、ときに「慢性疲労症候群」という診断名もある。いずれにしても継続する全身的疲労感というのが、本症候の特徴で次の2つの場合がある。一つは全身の活力減退・喪失で「倦怠」であり、他は全身の能力減退・喪失で「無力状態」である。

（2）　呼吸器系疾患（一般感染症）に対する治療と薬理
　細菌性の感冒・気管支炎・肺炎などの呼吸器疾患で、根本的治療に不可欠な薬剤が抗生物質である。もちろん細菌性感染症であれば、呼吸器に限らずその治療法としての存在は大きい。
　抗生物質とは、微生物によって生産され、その発育を阻止する物質のことであるが、抗生物質という言葉は必ずしも定義通りには使用されていない。高等植物の作る抗菌作用を示す物質も抗生物質の中に含まれることがある。また、微生物の生産する制癌作用や抗ウイルス作用を示す物質は、それぞれ制癌抗生物質、抗ウイルス抗生物質といわれている。抗生物質のもつ抗菌作用以外の薬理作用が研究され、さらに進んで抗菌作用を示さず特異的な薬理作用や酵素阻害作用を示す微生物生産物もできつつある。また人間の感染症のみならず、動物の感染治療・家畜の発育促進・農薬などとしても用いられる。抗生物質の種類には、ペニシリン系・セフェム系・アミノグリコシド系・テトラサイクリン系・マクロライド系などがある。
  1）　ペニシリン系
　アオカビの一種から発見され、その産出する天然ペニシリンの1つで、現在の多数の抗生物質中でも草分け的存在である。グラム陽性菌（グラム染色で染

まる菌種：レンサ球菌やブドウ球菌など；逆にグラム陰性菌は染色されない菌種)・淋菌・梅毒トレポネーマなどに対して強い抗菌力を持つため、これらの感染性肺炎・化膿性疾患・性病などに広く利用される。毒性が低く安全性が高い。留意点は、

①経口与薬すると、消化管内で酸により活性を失うため、内服に不適。

②腎臓から速やかに排出されるため、効果が長続きしない。

③グラム陰性菌に対しては抗菌力が微弱。

④使用期間中に1～10%の頻度で過敏症の出現。

例えば発熱などがあるが、最も頻度が高いものは発疹である。とくにアナフィラキシー・ショック（アレルギーによる全身性ショック状態）というのは生命を脅かす危険な有害作用で、抗原に対するペニシリン起源のIgEによる即時型反応であり血管浮腫・蕁麻疹などが72時間以内、多くは数分以内に発症する。場合によっては30秒以内に起こることがある。蕁麻疹やくしゃみの前に咳・呼吸困難・喉頭浮腫で現れることもある。発症が早いほど重篤である。アナフィラキシー・ショックの予防と対応は、問診を十分に行いアレルギーに関する病歴調査、ペニシリンの皮内テスト、ペニシリン投与後の患者観察、そしてショックが起きた場合の救急処置である。

2) ペニシリナーゼ産生耐性菌用ペニシリン

ペニシリンGの使用過剰により、耐性菌が増加する。ペニシリンGに限らず、どの抗生物質でも本当に臨床上必要な場合のみで、むやみに使用しないのが医学的常識である。

3) 広域ペニシリン、その他

グラム陰性桿菌（大腸菌・赤痢菌・腸球菌など）にも有効な広範囲に使えるペニシリンで消化器感染症や尿路感染症にも使用できるが、次の弱点もある。

①グラム陽性菌への抗菌力はペニシリンGよりも弱い。

②緑膿菌には無効である。

セフェム系抗生物質は、製造された時系列に沿い、また抗菌範囲や抗菌力の強さから、第1・第2・第3世代に分けられる。

また分子中にアミノ糖が入っているため、アミノグリコシド（アミノ配糖体）

と呼ばれる抗生剤がある。好気性グラム陰性菌による敗血症に対して最も早い殺菌性を有する薬剤で、重症感染症の予測治療にも安全に使用できる。有名なものにゲンタマイシンやストレプトマイシンがあり、緑膿菌を含むグラム陰性菌に広いスペクトル（抗菌有効性のある細菌種類の範囲、つまり細菌に対する感受性がある範囲）をもち、グラム陰性菌感染症に対する第1選択薬となる。体内動態は、内服しても胃腸管からほとんど吸収されない、肝臓など体内で代謝を受けにくい、腎糸球体や尿路系で代謝され排出されるなどの特徴がある。したがって副作用に腎毒性があり、第8脳神経毒性（めまい・難聴・耳鳴りなど）が出ることがある。

　テトラサイクリン系薬剤は、グラム陽性菌・陰性菌・クラミジア・リケッチア・スピロヘータ・原虫などに対し広い抗菌活性をもつが、肝障害・腎障害を起こしやすいなどの有害作用もある。マクロライド系は幅広いスペクトルがあり、グラム陽性球菌・ヘモフィルス菌・レジオネラ・グラム陰性球菌・マイコプラズマ・クラミジア・グラム陽性・陰性嫌気性菌に抗菌活性をもつ。エリスロマイシンやクラリスロマイシンが知られ、肺組織への分布がよいのでマイコプラズマ・レジオネラによる肺炎など、呼吸器感染症の治療に使用される。胃酸に安定なので内服でき、消化性潰瘍の治療でヘリコバクター・ピロリの抗菌薬としても使用される。その他、個性的な抗生物質としてバンコマイシン・リンコマイシン・クロラムフェニコール・ポリミキシンなどがある。

4）抗菌作用のしくみ

　細菌細胞には、細胞壁・細胞質膜・蛋白質合成の場としてのリボソーム・核酸（DNA・RNA）などがある。抗生剤はこれらの細胞構造を標的とし、その構造物の形成・複製阻害や機能障害などを起こし、細菌細胞に対して殺菌作用や増殖抑制作用をもたらす。細菌細胞の形（球形・桿形）・硬度・浸透圧抵抗性は、細胞壁によって与えられている。細胞壁の構成成分であるペプチドグリカンは網袋状の構造をしており、細菌を包んでその機能を発揮し、細菌細胞の構造上物理的に最も強い。

5）薬剤耐性と抗生物質の選択

　抗生剤にとって、薬剤耐性菌の出現とその増加による臨床的利用価値の低下

は避けられない現実であり、薬剤耐性は化学療法剤と病原微生物に限らず、抗癌剤・殺虫剤・農薬などで一般的に起こっている現象である。これは生物環境に対する適応現象とみることができる。

抗生剤の選択について、感染症の薬剤感受性を調べることが大切だが、薬剤感受性検査の結果が出るには数日かかるので、多くは結果が得られる前に抗生物質が投与される。検査は最初に投与した抗生剤の効果の検証と、効果がなかった場合における抗生剤の変更に用いられているのが現状である。検査結果が判明するまでの抗生物質の選択は、グラム染色における検体の塗抹標本の鏡検所見と臓器別感染症の原因菌の頻度から行われるのが正攻法である。

6) 抗生物質の使い方

投与方法には、主として経口・点滴静注（点滴による静脈注射）・筋注（筋肉注射）の3種がある。

抗生物質は特定の菌種のみにしか抗菌力を持たない狭域抗生物質と、グラム陽性・陰性の好気性菌・嫌気性菌にまで抗菌力をもつ広域（ワイド・スペクトラム）抗生物質とに分かれる。菌種がまったく不明な際は後者が多く使われる。

単剤療法と併用療法については、抗生物質の投与は通常、狭域・広域にかかわらず単剤療法が原則である。それは安全域が明確であり、最も優れた治療効果を上げる投与量・投与法・投与時間の設定が容易であることなどからであり、併用療法は作用機序の異なる薬剤を組み合わせることにより抗菌力の相加的または相乗的効果が期待できる。

全身倦怠感も、上記疾患に伴って起こる症状の一つであるが、倦怠または無力状態をきたす病態には次のようなものが考えられる。

①重症筋無力症に代表される筋組織の機能的化学的変化、②アジソン病・頻回の下痢症・嘔吐・利尿剤などによる多量排尿・多量発汗による細胞外液の脱水、③腎疾患・熱傷・副腎機能亢進症・副甲状腺機能亢進症・栄養障害・下痢・嘔吐などによるカリウム（K）やカルシウム（Ca）などの電解質異常、④粘液水腫（甲状腺機能低下症）による基礎代謝の低下などである。

7) 肺塞栓症の治療

長期にわたる臥床後に急に起き上がった時や飛行機などに乗って身体を動か

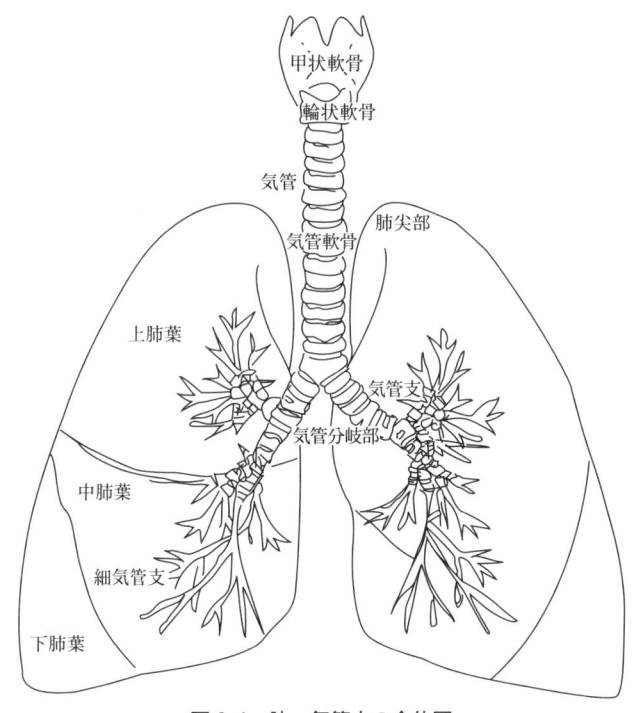

図 2-1　肺・気管支の全体図

肺および気管支を含めた気道の全図である。喉頭を経て気管に入った吸気は、さらに細かく分岐した気管支の末端にまで行き、そこの肺胞で毛細血管との間のガス交換がなされる。

かさない状態が長時間続いて突然動き出すと、下肢や骨盤などの深部静脈血栓が静脈血流にのって流れ、肺動脈や脳動脈を閉塞し、急性の肺または脳循環障害を生じ呼吸困難や脳梗塞症状を起こす。そこで素早く血栓を溶解し、血流を再開する必要がある。血栓溶解薬であるウロキナーゼを静脈内に点滴投与して血栓を溶解して血流を再開し、抗凝固薬のヘパリンを静注または皮下注で投与し、血栓の進展を防止することが多い。

8）　喘息発作の治療

気管支喘息重積状態などの重篤な病態では、呼吸困難の程度が増し気道閉塞によって呼吸停止になる危険があるため喘息発作を速やかに抑える必要がある。アミノフィリン点滴静注で投与し、気管支平滑筋を弛緩させ気道閉塞によ

る換気障害を改善する。並行してエピネフリン皮下注で投与し、気道閉塞による換気障害を改善する。短期間作用型β_2受容体刺激薬を吸入により投与し、気管支平滑筋を弛緩させる。ステロイド剤静注で投与し気道炎症を抑える。また抗コリン薬を吸入投与し、気管支拡張と気道の粘液分泌を抑制する。

喘息発作を含め、ただちに救急処置を必要とする場合は、レスピレーターによる人工呼吸などの理学的処置が中心となる。

（3） 特殊感染症の主要症状と病理

1） 喀痰（sputum）

自然に排出できず貯留しており、一瞬の爆発的な咳嗽とともに排出される気管・気管支からの分泌液・浸出液であり、埃や細菌・ウイルスなどの死骸なども混じって粘稠度が高い。気管支内の線毛運動や蠕動で除去できない気管支内異物が吸気・呼気にしばらく曝されて、粘っこくなって出にくくなったものが一度に押し出されたものである。その出現状況やその性状が診断上のポイントとなる。つまり咳嗽の項でも説明したとおり、一日のうちでどの時間帯が多いか、量が多いか少ないか、色調はどうか、漿液性（サラサラした液性）・粘液・膿性・血性などの性状、におい（悪臭を伴う場合は緑膿菌などによる腐敗菌感染たとえば肺壊疽なども考えられる）があるかなどの確認が不可欠である。

2） 血痰・喀血（bloody sputum／hemoptysis）

血液を混じた痰を喀出する場合を血痰、血液そのものを経気道的に喀出する場合を喀血とよぶ。ただし食道を経た場合は後述の吐血になり、臨床的意義はまったく異なる。これらは、咽頭から肺までの気道内のどの箇所の病変によっても起こり得る。また、ときに少量の吐血が咽頭内に残っていた場合は、吐血との判別が難しいこともある。また逆に、少量の血痰・喀血は、喉頭部位からすぐ嚥下して呑み込むか、嘔吐している場合がある（この場合は咳と同時にではない）。血痰の場合は、気管支炎や気管支拡張症あるいは結核などの呼吸器性疾患で多いが、喀血では肺結核末期の大量喀血のような一部を除けば、胃や食道病変に由来する吐血をきたす消化器疾患・ピンク色の泡沫状痰で特徴づけ

られる急性肺水腫、いわゆる心臓喘息あるいは他の重篤な心臓病などの循環器系疾患・血液や膠原病などの全身性疾患でも起こることがある。また最も注意を要するものに、気管支癌あるいは肺癌があることを忘れてはならない。

3) 発疹（はっしん・ほっしん eruption／exanthema）

急性に局所もしくは全身の皮膚に生じてくる形状・色素変化および痒みや痛みを伴った症状である。その発生部位の特徴はもちろん重要だが、その性状・原因疾患・発病後の出現経過・分布状態・対称性・随伴症状などについての注意深い聴取と観察もポイントとなる。同時に、既往歴・出現時点・拡大状況・急性慢性の別・自覚症状・アレルギーの有無と種類・薬剤、直前の摂取食品の種類や有無・誘発因子・増悪因子などをしっかりと聞き取ることも大切となる。形状については、斑・丘疹（とがって突き出たもの）・水疱・痂皮（かさぶた）・鱗屑（ウロコのような皮膚形状）・落屑（剥がれ落ちること）・苔癬・膨疹を見極めること、また感染性かどうかの判断も重要で白癬・カンジダ症などの皮膚真菌症・乾癬・膿皮症・疥癬・痤瘡・酒渣などとの判別も必要である。健康な皮膚に原発するものには、紅斑・紫斑・色素斑・丘疹・結節・水疱・膿疱・蕁麻疹などがあり、続発性発疹としては表皮剥脱・びらん・潰瘍・痂皮・鱗屑・亀裂などがある。

4) 瘙痒（itching）

皮膚の一種の不快な感覚、とくに「かゆい」という症状であるが、掻把せずにはいられないほどの症状をいう。主観的訴えで個人差が大きい。原因を知ることが重要であることはいうまでもなく、皮膚疾患のみでなく様々な内科・外科系疾患の一症状として認められることが多い。瘙痒だけがみられるもの・発疹も伴うもの・瘙痒後に発疹が生じていたものなどに分かれる。肝硬変・糖尿病・高尿酸血症・尿毒症・悪性腫瘍など、また中高年から老人にみられやすい汎発性神経皮膚炎・皮膚乾燥症、肛門や外陰部にみられる痔核・蟯虫によるもの・白癬症・カンジダ症などがあり、アトピー・汗疹（あせも）・乾癬・膿皮症・疥癬・毛じらみ症などでも瘙痒が起こる。

5) 舌苔（coated tongue）

特に東洋医学では古来から重視されている。舌苔は、正常の舌の上皮剥離細

胞・食物残渣（ざんさ）・炎症性浸出物・細菌・カビなどが溜（た）まった結果、生じたものである。機械的な咀嚼（そしゃく）作用、唾液（だ）や口腔内常在菌と適切な栄養によって通常は浄化されているが、脱水時のように唾液分泌が少ないときや食物残渣（ざんさ）が残りやすいとき、口腔内細菌叢（そう）の分布が変化したとき、ビタミン B 群など舌上皮再生に必要な栄養素が十分に取れないときなどに生じやすい。抗コリン剤などの薬剤使用の際にも唾液分泌は減少する。その他、舌神経麻痺・舌炎（ぜつ）・抗生物質使用・消化器疾患などでも生じやすいので、口腔内疾患のみでないことに留意する。また黒舌というものも生じるが、これは細菌やカビによる着色や分泌物に由来する。

（4） 特殊感染症に対する治療と薬理
1） 結核（けっ）の治療

主要な結核治療薬の 1 つがイソニアジトである。結核治療の基本は 2 〜 4 剤の併用療法なので、リファンピシンやストレプトマイシンなど他の治療薬と一緒に使用する。また単独でも結核の予防薬として使われる。フェニトイン抗痙攣剤やカルバマゼピン（気分安定薬）を一緒に服用すると発疹などの中毒症状が出やすくなる。リファンピシンも結核の治療薬として最初に使われる薬の 1 つであり、ハンセン病治療薬としても認められている。ときに肝臓機能が悪くなることがあるので、リファンピシン服用しているアルコール依存者・高齢者には注意が必要で酒を多量に飲まないようにすべきである。また、この薬を一緒にのむ抗血栓薬（ワーファリン等）・強心薬（ジギタリス等）・抗不整脈薬（キニジン等）・気管支拡張薬（テオフィリン等）・副腎皮質ステロイド・血糖降下薬の効果を減弱させる。ストレプトマイシンも他の結核治療薬と一緒に使用する。肺の空洞中にいる結核菌も強力に殺菌する。その他、腸球菌とよばれる細菌によって起こる心内膜炎にペニシリンと併用する。副作用として重要なのは、腎機能低下の他、難聴・平衡感覚異常をきたす点である。平衡感覚障害の直前には頭痛が現れ、めまいなども起こるので早期の中止が肝要である。

2） 真菌感染症

アムホテリシン B(ファンギゾン等)の注射薬は、どんな真菌に対しても強力

な薬である。肺炎や髄膜炎を起こす真菌にも用いられる。内服薬は消化管カンジタ症にも用いられる。カンジタは健常者でも口中などに常在しているが、抗生剤を使った時や副腎皮質ステロイド剤、免疫抑制薬によって免疫力が低下した時に、異常に増加し病原性を現す。シロップと錠剤があるが、主にシロップが使われる。シロップは消化管カンジタ症の治療に使う他に、膠原病や白血病治療など感染に対する抵抗力低下が予想される時に予防的に使用することもある。ミコナゾール（フロリードF等）やフルコナゾール（ジフルカン等）は副作用が少ないため、よく使用されている。注射薬・内服薬・膣座薬・外用薬などがあり、真菌に対して強力な殺菌作用を示す。

3) HIV感染症

エイズ（AIDS）は後天性免疫不全症候群（Aqired Immuno-Difficiency Syndrome）の略で、HIV（ヒト免疫不全ウイルス）感染によりCD4リンパ球と呼ばれる白血球が破壊され全身の免疫力が低下し、様々な感染症が引き起こされる病気である。またリンパ腫やカポジ肉腫などの悪性腫瘍も出現する。

HIVはCD4リンパ球に侵入し、自己の遺伝子を複製しながら増殖していくが、現在の薬剤はこのウイルスの複製あるいは成熟を阻止するのみである。エイズ治療薬には、ウイルスの逆転写酵素の働きを抑えて増殖を防ぐ逆転写酵素阻害薬（ヌクレオシド系・非ヌクレオシド系）と、ウイルスが成熟する過程で働くプロテアーゼという酵素を抑えて感染性をもつウイルスができるのを防ぐプロテアーゼ阻害薬がある。一般には、これら3種を併用する。ジドブシン（レトロビル等）の強力な薬剤を併用することによって、血液中のウイルス量を抑えることができCD4リンパ球数を維持できる。

4) 抗ウイルス薬

アシクロビル（ゾビラックス等）には、内服薬・注射薬・軟膏がある。口唇ヘルペスには軟膏が使われるが、外陰部ヘルペスには内服薬を使う。重症ヘルペス感染症や身体抵抗力の低下している患者には点滴も使用する。ヘルペス脳炎に対しては14～24日間点滴する。ヘルペス角膜炎には眼軟膏を使い、水痘・帯状疱疹に対しては内服薬を使用する。内服薬は胃腸症状が出ることがあるが、副作用の頻度はあまり高くない。塩酸アマンタジン（シンメトレル等）

は、予防薬と治療薬に使う場合がある。インフルエンザワクチンにアレルギーがあって、接種できない者に予防的に投与する。またワクチンを接種した者でも、抗体ができるまでの期間に使用する。治療の場合には、インフルエンザ発症後直ちに投与を開始する。48時間後に投与しても無効である。リン酸オセルタミビル（タミフル等）は、A型またはB型インフルエンザ感染症に使われる。インフルエンザウイルスの増殖に関与している酵素の働きを阻害することによって効果を発揮する。クレアチニン・クリアランスという腎機能検査値が30ml／分以下の者は、正常の半量を使用すべきである。

インターフェロンは、血液中の白血球などにより作られる免疫調整物質である。神経系腫瘍・造血器腫瘍・腎癌・皮膚悪性黒色腫など各種腫瘍や、B型やC型慢性肝炎などのウイルス感染症治療に用いられる。C型肝炎はインターフェロン療法により、癌の発現が半減することが示されている。インターフェロンは免疫という大切な働きに関与するため、高い頻度で様々な症状が現れ、胃腸症状・白血球や血小板の減少がみられる。漢方薬の小柴胡湯などと一緒に使うと間質性肺炎が出現しやすくなる。

5) 性感染症
①梅毒

梅毒は伝染性全身疾患で、一連の臨床的段階と何年もの潜伏期を特徴とする。病原微生物は梅毒トレポネーマで、第一選択薬はペニシリンGであり、全段階の梅毒に対して選択される抗生物質である。ペニシリンアレルギーの患者に対してはエリスロマイシンを使用することがある。梅毒が第一期より進んでいる患者やHIV感染が共在している患者は、合併症率が高く治療が難しいため、神経梅毒や眼梅毒の徴候がないかどうか定期的に検査を受ける必要がある。

②淋病（淋疾）

淋菌による尿道・子宮頸部・直腸・咽頭や眼上皮の感染症で、菌血症や合併症を引き起こすことがある。一般にペニシリン系抗生物質が有効だが、薬剤耐性の淋菌出現は、ペニシリン・アンピシリンあるいはテトラサイクリンをベースにした治療方式の有用性を難しくしている。クラミジア感染症の共存がよく

みられるが、同時の治療が必要となる。
　③非淋菌性尿道炎
　病原微生物はクラミジアが多い。この第一選択薬はテトラサイクリン系で、主にドキシサイクリンの経口投与が有効である。再発あるいは合併症が起こった患者には、長期投与が必要となる。妊婦の場合は、テトラサイクリンの代わりにエリスロマイシンを用いるべきである。
　6）院内感染
　抗生物質に耐性化した代表的なものが黄色ブドウ球菌で、メチシリン耐性黄色ブドウ球菌（MRSA）はペニシリンだけでなく、セファロスポリン系やアミノ配糖体系にも耐性を持つ多剤耐性菌である。黄色ブドウ球菌自体はヒトの皮膚や鼻腔にも常在していて、本来は怖い細菌類ではない。しかしMRSAが健常人の皮膚部位などから、病院内長期療養中などの免疫力の衰えた高齢者や手術後抵抗力の落ちた患者に感染すると、効力のある抗生物質が少なくなり致命的になることもある。この現象を院内感染という。耐性菌の発現を防ぐため原則として感受性を確認し、疾病の治療上、必要最小限の期間投与にとどめるべきである。
　7）輸入感染症
　マラリアは細菌でなく、原虫で起きる病気なので抗生物質では効果がない。古くから使われているキニーネなどが主な治療薬である。
　8）消毒薬
　①総論
　消毒薬として要求されるものは、強い殺菌力（静菌作用より殺菌作用が望ましい）、広い抗菌スペクトラム、速い殺菌効果の出現、強い浸透性、血液・痰・尿が混在しても有効、消毒対象物に悪影響がない、化学的に安定で保存・運搬に問題が少ない、安価などである。細菌芽胞やウイルスは消毒薬に対する抵抗性が極めて強く、抗酸菌やグラム陰性菌も一般細菌より抵抗性が強い。
　②フェノール系
　クレゾールが知られ、石鹸水として用いられる。グラム陽性菌および陰性菌には有効だが芽胞や大部分のウイルスには無効、損傷皮膚には禁忌である。

③アルコール系

エタノールは、細菌芽胞を除く広範囲の微生物に短時間で効力を発揮する。細菌では10秒、ウイルスでは1分間で有効である。手指・手術部位の皮膚・医療器具の消毒に用いられ、損傷皮膚および粘膜には禁忌である。過敏症（発疹など皮膚症状）などの副作用があれば、使用中止とすべきである。

④過酸化物系

オキシドールは、創傷・潰瘍の殺菌・消毒、外耳・中耳の炎症、鼻炎、咽喉頭炎、口腔粘膜の消毒、う歯（虫歯）の清掃・消毒に使われ、特性は組織・細菌・血液・膿汁などをカタラーゼによって分解し殺菌作用を呈するが、低濃度ではその作用発現は遅い。

⑤界面活性剤

逆性石鹸・陽性石鹸は、水に溶けると解離してアンモニウム塩を含む部分が陽性に荷電して消毒作用を現す。グラム陽性および陰性菌に有効で、芽胞・結核菌には無効である。両性界面活性剤とは同一分子中に陽イオンと陰イオンをもつ分子が存在する化合物で、両性石鹸ともよばれる。

（5） 循環器系疾患の主要症状と病理

1） 動悸・心悸亢進（palpitation）

心拍動を不快感として自覚することである。しばしば認められる症状であるが、それ自体が特定の心疾患の存在を示すものではなく、重症度とも直接は関係がないので留意する。安静時にこれらの症状をきたす疾患には、不整脈や頻脈など心拍異常が多い。心不全状態の際の労作時における訴えにも多い。心疾患の他に、呼吸器・貧血・内分泌疾患でも起こり、特に甲状腺機能亢進症（バセドウ病・グレーブス病）では必発と考えてよい。さらに、精神障害・自律神経失調・心因性疾患・薬物・コーヒーなどの多飲でも生ずることがある。

2） 胸痛・胸部圧迫感（chest pain／precordial oppression）

胸部に生ずる疼痛または不快感で、特に押されるような感覚のことである。いずれも胸部症状のうちでは最多であり、その原因も多岐にわたる。もちろん神経性もしくは心因性のものも存在するが、まず器質性を考慮し、持続的に胸

痛や胸部圧迫感を訴える場合は生命にかかわるものが多いと考えて対処しなければならない。初めに考慮すべきは、虚血性心疾患とくに不安定（労作性）狭心症や急性心筋梗塞である。また解離性大動脈瘤も忘れてはならない疾患である。その他、心膜炎・心筋症・弁膜症・慢性心不全などもある。呼吸器では肺塞栓や自然気胸があげられ、胸膜炎・肺炎・肺癌も考えられる。

　胸痛患者を診る際に考えるべきは、痛みの部位・性質・持続性、そして発生および消失の状況である。胸痛があるからといって、必ずしも心臓や肺に病変があるとは限らない。肺や心臓以外の胸腔内臓器、そして以下に述べる胸壁や腹部臓器でも症状が起こることがある。消化器系疾患では、まず食道で食道癌や逆流性食道炎があげられ、上腹部では胃・十二指腸潰瘍・胆嚢炎・胆石・急性膵炎なども考えられる。胸壁では肋間神経痛があり、さらに各器官で心因性疼痛がある。一過性や間欠性でも重要な疾患は多いが、多彩な臓器から出現するため詳細な病歴聴取が肝要である。

（6）循環器系疾患に対する治療と薬理

　ここでは主要な循環器系疾患である高血圧症、不整脈そして虚血性心疾患を中心にその概念と治療法について説明する。

1）高血圧症の概念と診断

　血圧は、どのような人でも「生き物」のように変化している。わずかの心身の不調や気分の変動、あるいは生活習慣の乱れによる自律神経や食生活の影響で、人の血圧は波のように一日を通して変わっていく。ただ基本的に、異常な血圧値を呈する体質や環境に置かれることは危険であり、多少の変動があるといっても一日の血圧はある程度は安定した基準値の範囲内でコントロールしていかねばならない。それを個人レベルでよく認識することが、健康を守る上で重要である。高血圧は一般に症状がないのが特徴で、サイレントキラー（silent killer「静かな殺し屋」）ともいわれている。血圧の高い状態が持続すると、心臓病や脳梗塞などの重篤な合併症を誘発するからである。下の診断基準も学問上の発見や定説などから見直される。高血圧自体は独立した疾患ではなく1つの所見であるが、「高血圧症」は立派な疾患である。さて、高血圧の重症度や治

療を考える際には収縮期血圧のみならず、拡張期血圧も注意されねばならない。例えば拡張期血圧では90mmHg未満→正常、90〜100mmHg→軽症、101〜110mmHg→中等症、111mmHg以上→重症ということになる。

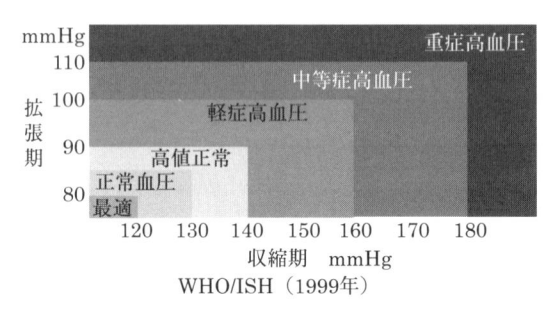

図2-2　高血圧の診断基準図

　高血圧症を放置すると血圧はさらに上昇し、血管障害が徐々に進行する。その結果、腎臓・心臓・脳・眼底などの臓器障害が出現する。しかし実際には、血圧の高さと臓器障害の程度や各臓器間の障害程度は必ずしも平行していない。したがって、高血圧症の重要度は血圧レベルだけでは判定できず、臓器障害の程度を考慮して総合的に評価する必要がある。

2）　高血圧症治療薬の種類

①アンギオテンシン変換酵素阻害薬（ACE阻害薬）は、血液中の昇圧物質であるアンギオテンシンⅡの産生酵素を阻害し、血圧低下に寄与する。カプトプリル（カプトリル等）などは、悪性高血圧・腎血管性高血圧症・本態性高血圧症などに対して効能があり、副作用は息切れ・咳などである。

②細胞外からCaチャンネルを通って細胞内にCaが流入するのを阻害する働きをもつニフェジピン（セパミット等）のような薬をCa拮抗薬という。狭心症・本態性高血圧症・腎性高血圧症などに効能がある。

③β遮断薬は、心臓の拍動数と収縮力を低下させ、心拍出量と腎臓のレニン分泌も減らし、中枢での交感神経興奮を抑えることなどによって血圧を低下させる薬で、アテノロール（テノーミン等）などがある。したがって本態性高血圧症、褐色細胞腫による高血圧症などに適応がある。しかし心原性ショック・

高度徐脈・うっ血性心不全など、心機能抑制がある患者には禁忌となる。

④利尿薬

循環血漿量減少によって心臓拍出量を減少させ、末梢血管抵抗を下げることで血圧も低下させる薬である。利尿薬はサイアザイド系・ループ系・K保持性の3グループに分けられる。サイアザイド系利尿薬にはトリクロルメチアニド（フルイトラン等）があり、本態性高血圧症に対して尿量を増やし血圧を下げる。低K血症・血糖値上昇・尿酸値上昇などの副作用があるため、糖尿病や痛風を悪化させる可能性がある。また無尿や急性腎不全あるいは重症肝疾患では用いない。ループ系利尿薬には、フロセミド（ラシックス等）があり浮腫・慢性心不全などに著効する。利尿が過ぎると脱力感・低K血症・尿酸値上昇・嘔気などの副作用が生じる。K保持性利尿薬は、K保持のまま利尿効果を示し、スピロノラクトン（アルダクトンA等）がある。適応は高血圧症・うっ血性心不全・腎性浮腫・肝性浮腫・特発性浮腫などであり、Kを血中に保持するためループ利尿薬の欠点を補うが、逆に高K血症や低Na血症には注意し、心疾患のある高齢者・重篤な冠動脈および脳動脈硬化症の腎障害者には慎重に使い、急性腎不全の場合は服用しない。

⑤α遮断薬

血管平滑筋のα受容体を遮断し血管を拡張させる薬で、塩酸プラゾシン（ミニプレス等）やメシル酸ドキサゾシン（カルデナリン）などがある。本態性高血圧症・腎性高血圧症・褐色細胞腫による高血圧症などに適応がある。失神・めまいなどの副作用が出ることがある。

3）高血圧の個人別段階的治療法

患者個人の生活習慣や重症度に応じて、次の順で段階的に生活習慣の指導あるいは医学的に加療する。

①非薬物療法

塩分摂取制限・体重コントロール・アルコール適量摂取など、様々な不適切な環境・生活習慣因子を取り除く。

②薬物療法

第一選択薬の中から、患者の状態において最も適切と思われる薬物を選んで

治療を始める。第一選択薬の候補は、年齢や性別あるいは個人の特性や生活習慣などによって異なるが、一般には ACE 阻害薬・Ca 拮抗薬・β遮断薬・利尿薬が主なものである。

③その他

上記の薬物療法から数か月たっても効果がみられないときは、第一選択薬の増量・使用薬の変更あるいは併用などの方法で治療していく。それでも効果がないときは、他の降圧薬の追加・増量・変更をする。いずれにしても、降圧薬を選択する際は患者の状態や合併症の有無に注意することが大切である。

4) 高齢者高血圧症に対する薬物治療

高齢になると、体内で薬物代謝をする肝機能・腎臓の排出機能など、様々な臓器で循環調節能が低下している場合が多い。留意点は以下の通りである。

①作用の穏かな薬物で少量から治療を開始し、徐々に用量を増すようにする。
②高齢者は有害作用（副作用）を起こす頻度が高くなる。
③高血圧治療薬には精神的な抑うつ傾向を示す薬もあるため、高齢者には一般量でも強い効果が出現しやすい。
④降圧薬治療は 80 歳以上の高齢者に延命効果が認められていないため、薬物投与による有害作用などのマイナス面を重視しなければならない。
⑤糖尿病や高脂血症などの代謝異常合併が多いため、サイアザイド系利尿薬を使用できない場合がある。

以上から、高齢者に使用するにはカルシウム拮抗薬が適しているが、利尿薬は適さない。人間の体内水分量を年齢別にみると、次表（体重に対する比率）のように加齢と共に減少するからである。

表 2-1 年代別の体内水分量比率（概数）

	新生児	3か月児	1年児	成人	老人
全体液量	80%	70%	60%	60%	50%
細胞外液	40%	30%	20%	20%	20%
細胞内液	40%	40%	40%	40%	30%

5) 循環改善薬

①ニコチン酸系薬剤の代表的薬であるニコチン酸トコフェロール（ユベラN等のビタミンE類似物質）は、血液中のコレステロールや中性脂肪を減らす作用があり、結果的に高血圧症の随伴症状・高脂血症・閉塞性動脈硬化症に伴う末梢循環障害を改善する。脳循環障害の場合、2か月使って効果がないときは処方変更を考慮する。他に末梢循環改善薬があり、その適応は脳血管障害後遺症や閉塞性動脈硬化症・糖尿病などによる末梢血管障害などである。

②脳梗塞後遺症に伴う慢性脳循環障害による意欲低下を改善するニセルゴリン（サアミオン等）のような脳循環改善薬もある。さらに、カリジノゲナーゼ（カルナクリン等）のように血管を広げ血行を良くするものもあり、高血圧症・メニエール症候群・更年期障害などにも効果があるとされる。

6) 虚血性心疾患の概念と治療

①狭心症の概念

心臓自身の栄養血管である冠動脈の一過性血流減少あるいは途絶によって、鋭い胸痛を主徴とする症候群をいう。心筋の壊死は伴わず、胸痛時に心電図上ST低下などの所見を示すことで診断される。症状は、前胸部の圧迫感・絞扼感（しめつけられる感覚）が労作により数分間持続する。

②狭心症の治療

薬物治療については、労作時の治療と非発作時の治療に分けられる。狭心症発作時には安静をとり、亜硝酸剤であるニトログリセリン1錠（0.3mg）を舌下投与する。通常は5分以内に劇的効果がみられ、霧が晴れるように胸部圧迫感が消失する。重症例では効果がみられないこともあり、5分位の間隔を置き再度舌下を試みる。同様に3錠まで繰り返しても改善がない場合は、心筋梗塞への移行が懸念されるため、直ちに医療機関を受診すべきである。

③急性心筋梗塞の概念と治療

心筋を養う冠動脈が突然閉塞し、その下流域（灌流域）の心筋が壊死に陥る虚血性心疾患の最も重篤な病態である。発症機序は、冠動脈硬化部位の粥腫（プラーク）が崩壊し血栓が生じた結果、その閉塞を招き、灌流域への血流が途絶した結果として生じる。血流途絶後30分ほどで心内膜側から心筋壊死が始

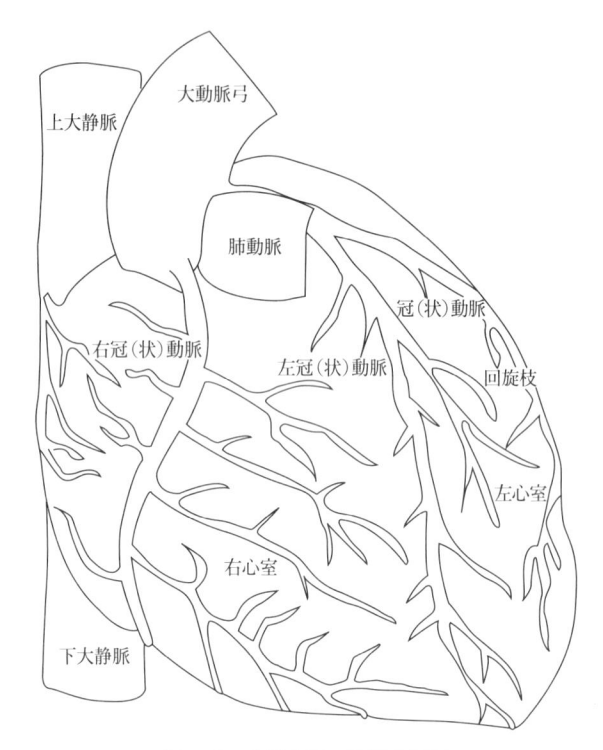

図 2-3 心臓表面の動脈走行図

心臓表面の冠動脈の走行を上図に示す。動脈血が心臓から全身に駆出されると、最初にその一部が冠動脈という心臓自体の栄養血管に流れ込む。その際、主要な左冠動脈と右冠動脈に分流し、さらに回旋枝というような細かな枝に分かれて心臓全体の表面を覆って酸素や栄養を供給する。この枝のどこかに、狭窄や閉塞が起こると虚血性心疾患に罹る。

まり、時間経過と共に外膜側心筋まで拡大し貫壁性梗塞となる。

抗不整脈薬は多いが主要なものを幾つか示す。塩酸リドカイン（キシロカイン注射液）は、心室性期外収縮が多発または持続性心室頻拍がみられる場合に50〜100mgをゆっくり静注し、その後も1〜2mg／分の速度で点滴静注するのが一般的である。重大な副作用に刺激伝導系抑制・血圧低下などがある。また硫酸アトロピンは、低心拍出量を伴う重症徐脈患者の治療に用いる。

その他の治療薬として、塩酸モルヒネが持続的な胸痛に対する鎮痛目的で用いられ、ウロキナーゼや組織プラスミノーゲンアクチベータ（t-PA）が血栓溶

解剤として発症直後の救急薬として用いられる。t-PA はプラスミノーゲンをプラスミンに変え活性化するが、ウロキナーゼほど大量投与を要しないため出血の副作用が比較的少ない。抗凝血薬としてヘパリン Na（ヘパリン）があり、静脈内または皮下に投与され、血漿中の生理的凝固阻害因子であるアンチトロンビンⅢと結合し抗凝固活性が出現する。これら血栓溶解療法における冠動脈血栓溶解の薬物としては、ウロキナーゼ、ストレプトキナーゼ、t-PA などが用いられる。この線維素溶解薬を心臓カテーテル検査時に直接、冠動脈内に注入あるいは静脈内投与をする。急性期治療には不可欠の手段である。

7） 頻脈・徐脈性疾患（不整脈）の概念と治療

①不整脈の定義と種類

不整脈は脈拍のリズムに異常のある場合をいい、臨床上、上室性と心室性に大別される。不整なリズムで収縮を発生する期外収縮は、心房性期外収縮・心室性期外収縮に分けられ、前者はしばしば上室性期外収縮とよばれる。

②上室性期外収縮は、最も多くみられる不整脈の一つで、ほとんどは特別な症状がないが「脈がとぶ」感覚や動悸・胸部不快感や胸痛・心臓圧迫感などを訴える者もいる。原因は、遺伝性（体質素因）・疲労・睡眠不足・精神的ストレス・飲酒・喫煙・カフェインの過剰摂取などで生じることもある。

③心室性期外収縮も、上室性期外収縮と同様に高頻度の不整脈である。特別な症状は少なく、上と同様の自覚症状を訴える者もいる。原因については体質性や基礎疾患をもつ場合が多い。上室性より重大な問題を伴うものが多い。

④心室頻拍は、心臓下部の心室に興奮（刺激）発生源があり、1 分間に 100 拍以上で、QRS 波形（主要な心拍波形）が 3 つ以上連続して続くもので非持続性と持続性がある。症状は、動悸・胸内苦悶感・冷汗・血圧低下・めまい・失神発作・心不全などがある。原因は、心筋梗塞などの冠動脈疾患や心筋症などの基礎心疾患に伴うことが多い。

⑤心室細動は、放置すれば死に至るきわめて重篤な病態である。症状は、心室全体が不規則に電気的痙攣（攣縮）を起こし、心臓は機能停止状態になり全身に血液が送り出されなくなる。そのため全身組織の酸素が低下し短時間で循環不全になる致死的不整脈である。原因の多くには重篤な基礎心疾患である。

⑥上室性頻拍は、頻拍の発生部位が房室接合部より上部の洞結節や房室結節などが関係する頻拍の総称で、睡眠不足や過労または精神的ストレスにより、通常1分間に200拍程度の早い頻拍が起こる。発作性症状は突然始まり突然停止するため、動悸を感じることが多く、胸苦しさや冷汗を伴うこともある。

⑦心房粗動は、心房細動と違って規則正しく拍動するが、1分間に240〜360回という電気刺激の旋回が持続するため症状はかなり強く出る。動悸・胸内苦悶感・失神を起こす症状もある。心房細動は、さらに多くの小さな心筋興奮が、心房中で不規則に同時多発する病態である。心拍数は常に不安定で、頻拍や徐脈を繰り返し、心拍数が140回以上になると上記症状の他、心不全症状も出現し、また血栓が生じやすく脳血管障害を起こすこともあり危険である。

⑧洞不全症候群は、洞結節周辺の異常で興奮の発生・消失に基づく不整脈により、めまいや失神などの症状を起こすものである。

⑨房室ブロックは、すべて心室に伝導されるはずの洞結節発生の電気的刺激が、遅延や完全な絶縁状態に陥る伝導不良の病態である。

⑩脚ブロックは、刺激伝導路のうち心筋の右脚あるいは左脚で、心筋興奮時間が延長したり途絶したりする病態である。

以上のような病態で使用される抗不整脈薬は、血液中に一定量がなければ効果がなく、しかし一定量を超えると中毒作用が出てくる。中毒濃度よりも下で、最低有効濃度よりは上での薬物血中濃度維持（有効血中濃度）が大切となる。抗不整脈薬の有効血中濃度は他薬と比べ、その幅が狭いのが特徴である。

上室性および心室性不整脈・ジギタリスの過量与薬による不整脈には、プロカインアミド（アミサリン等）が有効だが、房室ブロック・洞房ブロック・脚ブロックなどの刺激伝導障害の者には禁忌である。

心房性・心室性不整脈および抑制にジソピラミド（リスモダン等）やメキシレチン（メキシチール）が効く。ただし腎機能障害のある人は、薬剤の血中濃度が高くなる副作用が出やすくなる。そのため、腎機能の程度により服薬量を減少させるなどの注意が必要となる。基礎心疾患・刺激伝導障害・心房粗動のある者、重篤な腎機能障害・肝機能障害者は、慎重に服用しなければならな

い。

　心筋梗塞に続発する心室性不整脈・心室性頻拍には、リドカイン（キシロカイン）がしばしば用いられる。しかし、上室性不整脈にはあまり効果を示さない。心室性不整脈には静脈内注射を行う。
　上室性不整脈に対して β 遮断薬が用いられることがあるが、心室性のものにも多少は有効である。気管支喘息・高度徐脈・洞房ブロック・房室ブロックなどの患者には使えない。Ca 拮抗薬のベラパミル（ワソラン等）は、上室性頻拍に対して使用される。ジゴキシン（ジゴシン等）は即効性があり排泄も早く、蓄積されにくいという利点があるため比較的服用しやすい薬である。主に上室性頻脈性不整脈に効くが、房室ブロックやジギタリス中毒に注意する。利尿薬や過量服用、血中 K 濃度低下により副作用が起きやすくなる。

8）　主に慢性心不全治療薬

ジギタリス（強心配糖体）

　主に心不全の患者に用いられる特効薬として昔から用いられてきた。しかし上記のように、頻脈性不整脈に対しても徐脈作用がある。心不全とは、十分な血液が全身に回らない心臓の病態であり、慢性心不全での自覚症状は体を動かした時の動悸や息切れ・倦怠感・食欲不振などがある。
　注意すべきは、体内の薬剤濃度が高くなり過ぎると、ジギタリス中毒になることがある。したがって、急速飽和療法から少量の維持療法にもっていくのが治療の基本である。服用中は、定期的に診察・血液検査・心機能検査などを受ける必要がある。ジギタリス中毒は使用量が多いと起こりやすく、一般には食欲不振・嘔気嘔吐・下痢などの胃腸症状が最初に生ずる。視力異常・頭痛・疲労感・物忘れなどもみられ、不整脈が出現する場合もある。この際、ときに動悸・めまい・息切れなどを自覚する。中毒症状がある時は即座に使用を中止する。ジギタリス類には、ジゴキシン・メチルジゴキシン（ラニラピッド）等があり、即効性があり排泄も早く蓄積されにくいという観点からしばしば用いられる。
　その他の強心薬として、急性循環不全の治療や心筋収縮力を高める薬剤として塩酸ドブタミン（ドブトレックス等）があるが、他薬とともに用いない方が

よい。利尿作用のある急性循環不全治療薬あるいは救急時の昇圧剤としてドパミン（イノバン等）がしばしば使われる。いずれも循環器に作用する薬は、生命徴候に直接大きな影響を与えるため、特に留意して用いられるべきである。

（7） 消化器系疾患の主要症状と病理

1) 腹痛（abdominal pain）

この症状は、経験したことのない者はいないほど日常診療で最も頻度の高いものの一つであるが、①幾つかの内臓自体に基づく疼痛か、②腹膜刺激に基づく疼痛か、③関連痛（腹部体表面の皮膚に感ずる）に基づく疼痛かで対応が異なる。腹部が原因で起こる関連痛のうち、腹部以外に感じられるものを腹部病

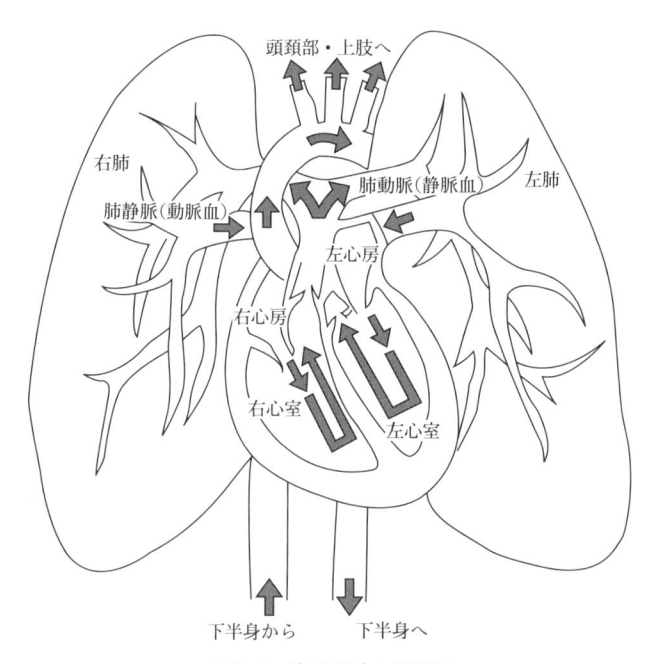

図2-4 肺循環系の縦断図

全身を回り下半身から上ってきた静脈血は、右心房に入り右心室を経て、肺循環に入る。そこで、血液が酸素の多い動脈血となって、左心房から左心室に入り、大動脈に送られ全身に酸素の多い新鮮な血液が循環する。これらの機構を熟知することは、身体疾患と健康保持の理解にきわめて重要である。

変の放散痛という。また、その緊急度も様々である。つまり腸閉塞・子宮外妊娠による卵管破裂・急性虫垂炎のような「急性腹症」として緊急手術が必要な疾患から、ほとんどのケースで問題ない便秘のような生活習慣性の病態まで多様な疾患が推定され、しかも消化器疾患ばかりでもない。腹痛は、内臓痛・体性痛・関連痛に分類され、痛む箇所がはっきりせず内部の疼痛・鈍痛が感じられるものが内臓痛であり、交感神経から伝わる痛みである。一般に多い鋭い刺すような痛みが「疼痛」であり、胆石症のように間隔を置いて周期的に感じられると「仙痛」と呼ばれることがある。腹膜に炎症が及ぶと脊髄神経に伝達され、体性痛が生じる。関連痛は、内臓痛による刺激が交感神経が入る分節から、それに入ってくる別の脊髄神経に逃げて入り込み、痛みを頚部・肩甲部・上腕部などに感じるものである。押した時の痛みを「圧痛」といい、逆に押した後すぐに離した時に痛むのが反兆（リバウンド）痛である。虫垂炎などが悪化し炎症が腹膜に達した際に、その兆候が起こるのが有名である。その他、下痢を伴う心因性疾患に過敏性腹症候群があり、便秘を伴えば左側を中心に腹痛が起こる。さらに上腹部痛では、胃十二指腸潰瘍と心筋梗塞・狭心症の同一症状としての鋭い痛みに注意が必要である。

2) 腹部膨満（abdominal fullness）

主観的に食べ過ぎなどでおなかが張るというのではなく、客観的に比較的短期間に腹腔容積増大による腹壁進展か、上腹部への緊満感があれば、腹部膨満という医学的所見が明瞭となる。原因によって、腹水に由来するもの・胃拡張や鼓腸によるもの・腫瘤によるもの・心因性や慢性胃炎のように、不快感を伴うことで腹部膨満と感ずるものに分けられよう。

3) 悪心・嘔吐（nausea／vomiting）

悪心は嘔気と同義であり、嘔気・嘔吐ともいう。ただ嘔気と嘔吐は、医療上は明確に区別される。前者は「吐き気・気持ち悪い」の感覚であり、心因性や自律神経を含め中枢性の原因もあり、実際に吐くに至らないことが多い。後者は食中毒や食道胃腸障害を含め消化器性・精神的な原因も多く、その他も様々な内科的疾患あるいは心身症が疑われる。いずれも各臓器に分布する自律神経やホルモン異常が関与して、様々な疾患で頻繁にみられる症状であり、これら

のみでの診断と原疾患の治療は不可能である。

4) 胸焼け・げっぷ（heartburn ／ eructation）

胸焼けは、胸骨の裏辺りに感じる焼けるような不快感で、頚部から心窩部（みぞおち）まで広範囲に感じられる。食道への胃液逆流によるものと考えられるが、病理学的には食道下部における炎症などの刺激状態が原因と考えられる。具体的病因では食道炎・十二指腸潰瘍・食道裂口ヘルニアが多く、胃液胃酸逆流・喫煙・妊娠・過食・刺激性食物摂取などで起こる炎症性が多い。一方、げっぷは「おくび」ともいい、胃に貯留したガスのみ、あるいは同時に内容物も口外に排出される現象である。その前にガスを胃内に入れる行為があったことが多く、これを呑気といい、病的に頻回に行われる疾患を呑気症とよぶ。乳児がミルクと共に空気を呑み込んだり幼児が水をコップで勢いよく飲む、あるいは一般に炭酸飲料を一気飲みした時や胃酸と中和して胃内でガス発生する食物をとった場合にげっぷが生じるが、これは正常である。ただ人によっては習慣性になる場合があり、緊張やストレスが原因となって心身症・神経症・精神病者にも多い。

5) 吐血（hematemesis）

胃や食道など消化器病変に由来する

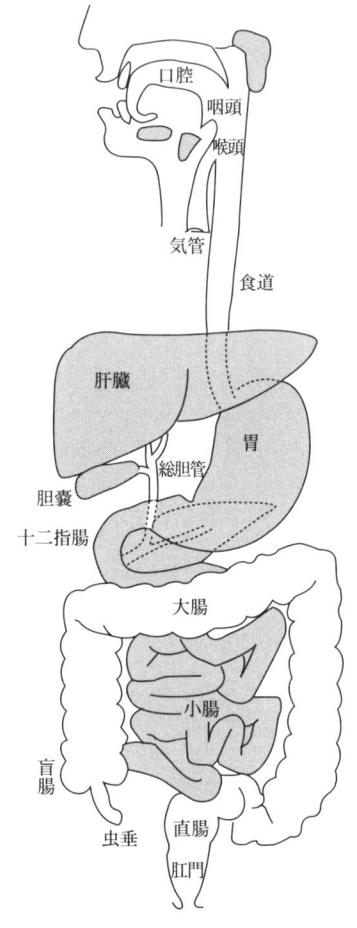

図2-5　消化器系の概略図

上の図は、消化器系器官の概略である。各臓器の位置関係および口に入った食物の流れを知ることは、消化器系の健康を守り、疾患を理解し、上手に対処する上で不可欠な知識である。

症状である。下部消化器すなわち腸病変が原因で本症状を来たすことは、十二指腸潰瘍などを除いてはあり得ない。つまり吐血は、上部消化器疾患が原因で起こる症状である。ただ、出血の様相としては慢性と急性があり、前者はジワジワとゆっくり出血して貯留したものが何かの原因で一気に口から排出するため貧血は必発で、どこからでも生じ得る。後者は、胃十二指腸潰瘍や食道静脈瘤（りゅう）破裂による出血などが有名であり、緊急止血などの対応を即座にしなければ生命の危険がある。

6）下痢（diarrhea）

便秘と併せて、日常的に遭遇（そうぐう）する症状の一つである。その原因疾患も非常に多い。詳細は各論に譲るが、急性と慢性に分けて考えると理解しやすい。また下痢の起こり方や便の性状を、しっかり観察しておくことも重要である。急性では感染性がまず重要で、感冒や食中毒などで起きやすい。発熱の有無など合併症状のチェックも大切である。急性かつ高熱で水様性の多量下痢便、しかも最近の海外渡航歴があるとなれば、コレラなどが最も疑わしくなる。発熱や血便を伴えば、腸結核・潰瘍性大腸炎やクローン病も視野に入れて診断しなければならない。発熱あるいは血便のいずれかを伴わなければ、多様な疾患を考慮する必要がある。発熱がなく血便を伴えば、上記疾患もまだ完全には否定できないし、癌の存在の可能性もある。微熱があり血便を伴わなければ、甲状腺機能亢進症でも下痢は起こり得る。本人が受けるストレスが強く習慣性の下痢であれば、心因性の過敏性腸症候群も有力候補となる。その他、膠原病や牛乳不耐症、また食物アレルギー・重金属中毒などの疾患も忘れてはいけない。

7）便秘（constipation）

上述の下痢同様、一般に本症状を経験する者も多い。つまり日常生活での不摂生（せっせい）・食事の摂取不良・睡眠リズム異常・運動不足・食生活のアンバランスなどで、軽度の便秘は生ずるからである。排便は、通常は1日1回の固形便の排泄をもって健常とみなすが、数日に1回でも規則的にあれば多くは病的とはみなさない。したがって、便秘とは1日1回のように定期的に排便習慣のあった者が、数日以上にわたり排便がなく不規則にいたった状態をいう。この場合、当然ながら糞便（ふんべん）は、水分量が非常に少ない硬結（こうけつ）便になっている。色調は暗色系

になるが、その他性状の面では変わらない。異常があるときは何らかの腸疾患を疑うべきである。腸の蠕動運動が正常であるかどうかや糞塊の存在の有無・位置は、聴診や触診でおおよそわかる。激烈な腹痛を伴う重度の便秘であれば、大腸の悪性腫瘍やイレウス（腸閉塞）の存在も疑うべきである。過敏性腸症候群は心因性であり、我が国では下痢型が多いが、便秘と下痢の交代型も見られる。他に、衰弱性疾患や甲状腺機能低下症などで出現することもある。

8) 下血・血便（melena／bloody stool）

下血は、上部あるいは下部消化管から出血した血液が腸管内に停滞して、最終的に肛門から排泄される症状である。小腸を含め上部消化管由来の血液は長時間停滞することが多いので、色調も黒あるいは暗褐色になる。下部消化管、とくに大腸・直腸からの出血は、血液色調は新鮮血の色そのものと考えてよい。この場合は、貯留していた便に付着あるいは共に排泄されることが多いので、血便症状に含まれることもある。血便は肉眼的にも明らかに、鮮紅色の血液付着の糞便を認めるものをいう。痔出血や虚血性大腸炎でもみられる。幼児や若年者では、腸重積症やシェーンライン・ヘノッホ血管性紫斑病で生じることもある。このとき粘液を含むものを粘血便と特別によぶことがあり、疾患の鑑別に役立つことがある。例えば、腹痛に伴って粘液だけか、軟便に混じって粘液がみられることがあるが、これは過敏性腸症候群に多い。また血便・粘血便が中心にみられる疾患には、赤痢・腸結核などの感染性腸疾患やクローン病・潰瘍性大腸炎あるいは大腸癌でもしばしば認められる。黒色便あるいはタール便の場合は、胃癌や胃十二指腸潰瘍の場合が多いので注意する。

9) 食欲不振（appetite loss）

「何か食べたい」という基本的で生理的欲求が、何らかの原因で生じないことをいう。「空腹感がある」と必ずしも同義ではない。身体的原因の他に、過去の経験の影響を受けるなど精神的・心理的な影響を強く受けやすく、主観的感覚に左右されるため個人差も大きい。しばしば全身的な健康状態を示す基本的指標の一つと考えられている。胃腸などの消化器疾患、下垂体・甲状腺機能低下症などの内分泌疾患、腎機能低下を生じる腎疾患、発熱を生じる感染症でも症状は出現するが、意外と重要で見逃しやすいものに統合失調症・うつ病・神

経性食欲不振症などの精神・心理的因子によるものがある。

 10) 体重減少・やせ (weight loss／emanciation)

　一般的にいうと、いくら体重が比較的短期間で減ったからといって、すぐに「病的」と判断する必要はないし、断言もできない。個人の体格や体重の概況は、肥満のなりやすさと同様、遺伝・体質、そして幼少時よりの食生活を含めた環境因子でほぼ決まってくる。したがって、体重が少なくても日常生活や仕事に何ら差し支えない場合には、医学上さほど問題とならない。むしろ体重減少は、かなり短期間の、特別な理由も考えられない急激な変化の場合が問題となる。やせは専門的には「るいそう」ともよぶが、本人の体重が身長から100を引いた数に0.9を掛けて算出した標準体重に対し20％以下の場合である。体重減少は、一般には消費エネルギーが摂取エネルギーを上回る場合に起き、この際には脂肪組織から血中に放出される遊離脂肪酸がエネルギー源として利用され、貯蔵脂肪の減少が起こる。体重1kgの変化は約5,000から6,000kcalの熱量に相当するといわれるが、種々の疾患によってもたらされる食欲不振や消化吸収障害、さらには環境変化による食料不足は低栄養状態を招き、生命の危険を引き起こす。単純（体質）性と症候性があるが、後者が先述のような原因の他に、精神疾患・広義の消化器疾患あるいは甲状腺機能亢進症やアジソン病などの内分泌疾患で問題になることがある。

 11)　口臭 (halitosis)

　客観的に認められる口臭と「息がくさい」と訴える主観的な口臭とは、原因が異なることがある。主観的な口臭には、その訴えの強さの割に客観的には口臭の感じられないことがあり、その場合は味覚異常か心因性であることが多い。実際に「息がくさい」と指摘される場合は、患者自身は気がつかないことが多く、周囲の者や医師などに指摘される。口臭は、口腔・鼻腔・気管・食道や胃から直接に悪臭が上ってくる場合と、吸収後か代謝後にできた揮発性物質が肺胞から気道を経て呼び出されるものである。原疾患としては、まず副鼻腔炎・気管支炎や拡張症・肺炎や肺膿瘍などの感染症タイプの呼吸器疾患、胃腸系では狭窄・閉鎖・便秘をきたす腸閉塞のような疾患を考慮する。その他に肝性・糖尿病性・尿毒症性昏睡・重金属中毒などにみられる。口臭に限らず、主

観的に自己臭の異常を強く訴える患者の場合、精神的異常のあるケースもしばしば臨床では経験するので留意する。

（8） 消化器系疾患に対する治療と薬理
1） 消化性潰瘍治療薬
①攻撃因子抑制薬

胃酸分泌を促す物質には、ヒスタミンの他にアセチルコリンやガストリンがある。ヒスタミンは3つの物質のうち最も強力に酸を分泌し、その酸分泌を抑制する薬をH2受容体拮抗薬（ブロッカー）といい、シメチジン（タガメット等）やファモチジン（ガスター等）がある。プロトンポンプ阻害薬は、酸分泌の最終ステップを阻害するので最も強く抑制し、オメプラゾール（オメプラール等）やランソプラゾール（タケプロン等）に代表される。プロトンポンプ阻害薬は細胞膜の外側から作用し、毎日一回の服用で胃酸分泌を効果的に阻害する。短時間（4～8時間）の治療で十二指腸潰瘍・難治性胃食道逆流に効果を示し、低用量で潰瘍の再発や食道炎予防に効果を発揮する。

②制酸剤

胃酸をアルカリ成分によって中和して、胃の酸度を低めるものである。胃酸の分泌が過剰になって起こる胸焼けやげっぷなどの症状の改善に適している。炭酸水素ナトリウム（重曹）やケイ酸アルミニウムは、胃酸を徐々に中和し胃粘膜を保護する。

③防御因子強化薬

胃・十二指腸の傷んだ粘膜に作用して、粘膜を保護したり修復を促進したりする。心窩部痛や空腹時疼痛などの症状改善に適している。ペプシン抑制・制酸があるスクラルファート（アルサルミン）は、胃・十二指腸の炎症が起きている粘膜部分を保護する。腎臓病患者や透析治療を受けている人は使用できない。新キノロン系抗菌薬との相互作用に注意すべきである。

2） 消化管鎮痛鎮痙剤

胃腸の異常な緊張や過度の運動を鎮め、痛みや痙攣を和らげる。頭痛や腰痛などに対する鎮痛剤とは成分がかなり異なる。鎮痛・鎮痙・制酸目的では、胃

液分泌抑制・抗潰瘍作用・胃腸管運動抑制効果をもつ抗コリン作用のロートエキスやアトロピン、ブスコパン等が使われるが、緑内障・排尿困難・体力低下・高齢者などには、原則禁忌である。

3) ヘリコバクター・ピロリ菌

グラム陰性らせん状菌で、持続感染により慢性胃炎・消化性潰瘍や胃癌を発症させることがある。したがって、除菌療法としてプロトンポンプ阻害薬で胃酸を十分に抑制した上で抗生物質2剤（クラリスロマイシン（クラリス）・アモキシシリン（サワシリン）等）を用いるトリプル療法が一般的である。

4) 健胃・消化薬

芳香のあるウイキョウ・ケイヒ・ハッカ、さらに苦味のあるホップやセンブリなど動植物から抽出された生薬成分の刺激で食欲を増進させたり、唾液分泌を高め胃の消化運動を活発にする。食欲不振や二日酔にも効果がある。蛋白質・脂肪・炭水化物の各々に対応する複数の消化酵素が含まれている消化酵素剤は、消化管に作用し消化吸収を促進する。膨満感や圧迫感のある胃もたれや過食に適している。

5) 制吐薬

妊娠悪阻・腸閉塞・消化性潰瘍・薬物中毒・抗癌剤・肝炎などによって起きる悪心嘔吐を防止または治療する作用がある。ヒドロキシジン（アタラックス等）は、他に動揺病にも効果があり、前庭・大脳系伝達の特異的抑制によるものと考えられる。メトクロパミド（プリンペラン等）は、悪心嘔吐の治療にしばしば用いられる。

6) 下剤

便秘に用いられる。大腸機能異常が問題となることが多いが、小腸刺激性下剤としてヒマシ油がある。また薬剤自身が水を吸収して大きくなることで、大腸を刺激する膨張性下剤という種類もある。急性腹症が疑われる者には使用できない。食物繊維摂取量増加などにより臨床的改善が期待できる。

7) 止瀉薬

緊張や過度のストレスで腹痛・下痢などの症状が生じる過敏性腸症候群があり、心身症の一つである。下痢症状が激しい場合においては、ロペラミド（ロ

ペミン等）などを使用する。この他にも鎮痙薬としての抗コリン薬などにより改善することが多い。ただし潰瘍性大腸炎には使用できない。

8) 駆虫薬

回虫・鉤虫・暁虫などの抗線虫薬は、広域駆虫薬としてのパモ酸ピランテル（コンバントリン等）が有効で、腸管内寄生虫には効果的である。吸虫や条虫の虫体排泄のためには塩類下剤が併用される。

9) 肝疾患による昏睡の治療

肝疾患とくに劇症肝炎では、急激かつ広汎な肝細胞破壊の結果、急性肝炎の発症8週間以内に意識障害（肝性昏睡）を主徴とする急性肝不全症状が現れる。肝細胞壊死の進展を防止し、再生を促す必要がある。同時に、合併症への対策も必要である。この際、肝細胞再生を促進させる目的で、インスリンとグルカゴンをともに点滴静注で投与する（インスリン・グルカゴン療法）。合併症対策としては、凝固因子製剤（アンチトロンビンIII）静注投与によって血液凝固を抑制し、DIC（播種性血管内凝固症）を防ぐ。マンニトールやグリセオールなどを点滴静注すると、高張液の利尿作用により脳圧を下げるため、脳内容積が縮小し脳浮腫を防ぐ。ラクツロース（モニラック等）は血中アンモニアを低下させ、肝性脳症を防ぐために投与する。アミノ酸製剤（アミノレバン等）は、バリン・ロイシン・イソロイシン等の分岐鎖アミノ酸を多く含んでいるので肝不全用の栄養剤として投与する。ときに血漿交換療法が行われるが、これは患者の血液を体外に取り出して血漿成分を取り除き、その代わりに健常人の血漿を注入して交換し、肝臓で作られる蛋白質のアルブミンや血液凝固因子などの欠乏を補充する方法である。

(9) 腎・泌尿器系疾患の主要症状と病理

1) 頻尿（urinary frequency）

排尿回数の多いものを頻尿といい、飲水量や回数にもよるが、通常は1日4回から昼間で8回程度まで、また夜間はあっても1回程度である。したがって、昼間10回以上また夜間2回以上の排尿をみれば頻尿と考えてよい。頻尿は、後述の多尿を伴わないことが多い。結石や感染症などの炎症によって膀胱や尿道

の異常刺激や尿の異常成分による刺激で起こる。回数が非常に多いものを尿意促迫（urgency）といい、高度な時に絶え間なく尿意があって我慢できない状態を「尿しぶり（テネスムス）」とよぶことがある。ひどくなると失禁（尿洩れincontinence）となり、夜間排尿の多いものを、特に夜間頻尿とよぶ。随伴症状のない頻尿では、男性では前立腺や膀胱への刺激を伴う肥大症や癌、女性では子宮や膀胱への刺激を伴う筋腫や癌がある。

2) 多尿（polyuria）

一般成人で1日尿量は1,000ないし1,600ml程度であるが、2,000ml以上の量が続く時を一般に多尿という。ただし、多量の飲水・嗜好飲料や利尿剤などの薬物服用で一時的増加の場合は含まない。多尿では排尿回数が頻回になることが多いが、頻尿とは病態が異なる。すなわち、両者は似て非なるものである。多尿の場合は必ず多飲を伴うので、1回排尿量が多い。頭部外傷の有無・手術や尿路結石の既往・薬剤服用歴、また随伴症状としての食欲不振・悪心・筋力低下・呼吸困難などの有無の聴取は必須である。検査では脱水・貧血・高血圧・脳障害・心不全・水腎症などの有無を調べる。慢性腎不全・心不全の場合は両室とも夜間多尿になる。多尿に加えて筋力低下や胃腸症状がある場合、副甲状腺機能亢進症・多発性骨髄腫・悪性腫瘍などでは高Ca血症が、原発性アルドステロン症・利尿剤連用・下痢などで低K血症が考えられる。その他、下垂体性および腎性尿崩症・水腎症、さらに心因性多飲症もある。

3) 排尿痛（pain on urination）

正常では排尿時にある程度の快感を伴うのに対し、排尿困難では努力と不快感を伴う。排尿痛は排尿中または排尿直後に尿道に感じる疼痛であり、膀胱・前立腺または尿道が刺激されるために生じる。血尿や排尿困難あるいは尿道からの排膿の有無を聞き、同時に尿所見もチェックする。排膿があれば細菌性尿道炎であり、血尿や排尿困難では前立腺炎もしくは癌、膀胱結石や腫瘍、尿道結石・尿道炎による狭窄などの可能性もある。

4) 血尿（hematuria）

尿に赤血球が混じっていることを血尿という。それを目で見てすぐにわかるものを肉眼的血尿、顕微鏡検査で赤血球を認めるものを顕微鏡的血尿も

しくは潜血（せんけつ）という。稀（まれ）にピンク色の尿をみるが、これはヘモグロビン尿や特殊な薬剤による染色尿であって、血尿とはよばない。重要な徴候として、血尿が排尿時の初期にみられるものを排尿初期血尿、血尿が排尿の最期にみられるものを排尿終末血尿、血尿が初めから最後までみられるものを全血尿といい、2杯分尿を取れば簡単にわかる。様々な症状を伴えば、これまでに述べた疾患などを疑う。随伴症状を伴わないものを無症候性血尿という。無症状のときは、2杯分尿法の結果により排尿初期血尿であれば尿道または前立腺（常時に多量）からの出血が疑われ、排尿終末

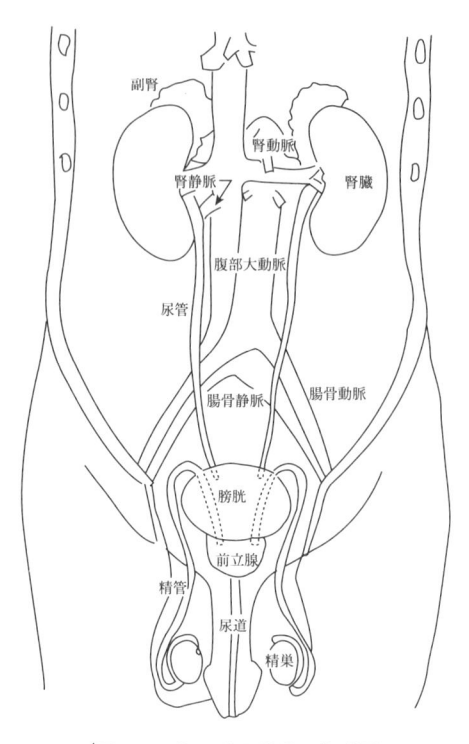

図2-6 腎・泌尿器系の概略図

腎臓および泌尿器系の概略図であるが、このような各器官の位置関係と形態、そして血液や尿の流れをイメージ化して覚えることは腎・泌尿器系の疾患と健康保持の概略を理解する上で役に立つ。

血尿であれば膀胱または前立腺（比較的少量ずつ）が考えられる。全血尿なら、膀胱または上部尿路系の各種疾患が疑われる。

5） 排尿困難・尿閉（にょうへい）(difficulty on urination ／ urinary retention)

排尿困難は、尿が出始めるまでに時間がかかったり、尿線（尿が空中で作る弧（こ））が細いなどの現象をいい、随伴症状がなく慢性で起これば男性では前立腺肥大症、筋腫や腫瘍による圧迫での尿道狭窄などが考えられる。神経因性膀胱は、機能性疾患で両性に起こり得る。男性で前立腺肥大症などと診断されていると、アルコール摂取・長時間の自動車などでの旅行によって増悪し、急性排尿困難をきたすことがある。一方、尿閉は急に排尿が不可能になり、膀胱に尿

が充満している状態である。激しい尿意と疼痛を感じ、不随意に尿を少量ずつ失禁することが多い。尿閉は、排尿困難が極端に至ったもので発生機序は同一とされる。

6) 浮腫(ふしゅ)（edema）

しばしば「むくみ」といわれるが、専門的には浮腫とよび、皮下組織に体液（細胞外液）が異常に貯留した状態のことである。正常では、皮下組織での毛細血管からの体液の流出入バランスが保たれている。このバランス保持の関与因子として、血圧・血液や組織浸透圧・成分などがあり、何らかの障害でバランスが崩れた際に生ずる。例えば毛細血管の透過性が変化を起こすと、血漿蛋白漏出が生じ浮腫が出現する。また、組織にNaなどの電解質が増加した際や、甲状腺機能低下症では組織にムコ多糖類が沈着し、親水性(しんすい)のために非圧痕性(あっこん)浮腫を生じる。一方、生じる場所によって全身性と局所性に分けられる。前者は静脈血流が物理的・アレルギー性あるいは自律神経性に妨げられる場合に起こり、後者は心疾患に伴う心性、腎炎などに伴う腎性、肝硬変(かんこうへん)などに伴う肝性、低蛋白血症などの栄養不良に伴う低栄養性、甲状腺機能低下などに伴う内分泌性、リンパ液うっ滞に伴うリンパ性、その他の特発性(とくはつせい)浮腫など、様々な原因で生じ腹部や下腿にも出現しやすい。

(10) 腎・泌尿器系疾患に対する治療と薬理

1) 利尿薬(りにょう)

一般に利尿薬とは、尿量を増加させる薬物と定義してよいが、実際に利尿薬を用いるのは体液が局所あるいは全身に過剰貯留した状態のときである。したがって、その過剰水分を体外に排出することを目的として使用されるのが利尿薬である。また、様々な原因で起こる浮腫に対しても用いられるが、その他にも後述するような臨床的応用が為(な)されている。

2) 利尿薬(りにょう)の種類と作用

サイアザイド系利尿薬（フルイトラン等）は、尿細管でのNaやClイオンの再吸収を抑制し、利尿作用を発揮する。ループ利尿薬（ラシックス等）もNaイオン再吸収を抑制し利尿作用を発揮し強力である。浸透圧(しんとうあつ)利尿薬（マント

ニールやグリセオール等）は、等浸透圧的な水の再吸収を抑制することで利尿効果を発揮し、急性脳血管障害の際に起こる脳の浮腫除去に有効である。

3) 効果発現時間と持続時間

一般的に利尿薬は効果発現が非常に早く、また短時間しか持続しない。ただし、抗アルドステロン性利尿薬は作用が間接的であるため発現時間までに時間を要し、休薬後も 48 〜 72 時間と比較的長く作用が持続する。

4) 利尿薬の臨床的応用

①うっ血性心不全において、フロセミドやチアジド系利尿薬はジギタリスと併用すると少量で抑えることができ、浮腫が速やかに除去される。

②高血圧症でも、上記の利尿薬が用いられることがある。

③心性浮腫だけでなく、腎性浮腫・肝性浮腫などにも良く効くので使用される。マントニールやグリセオールは脳圧降下作用をもつため、危険な脳浮腫の治療に使用されることが多い。

④その他に緑内障治療の一環で、マンニトールは眼圧降下作用を有するため使われる。アセタゾラミドも緑内障の寛解（症状が軽減またはほぼ消失すること）、またメニエール症候群の治療に使用されることがある。

(11) 血液疾患の主要症状と病理

1) 出血傾向・紫斑（purpura／ecchymosis）

わずかの外傷で出血しやすく、一度出血すると容易に止血しにくい状態をいう。出血の型は、皮膚や粘膜の点状出血・扁平な斑状出血・血腫、そして紫斑や紅斑など限局して赤または青黒い斑点ができるものがある。手足を堅いものにぶつけた時「青なじみ」という斑ができることがあるが、一過性であり内出血で起こるもので普通はしばらくして消褪する。問題となるケースは、血管異常・血小板数また機能の異常、そして血液凝固因子の減少による場合である。四肢の皮下出血とともに関節痛・下痢を伴う場合には、アレルギーも関与すると考えられるシェーンライン・ヘノッホ血管性紫斑病が疑われる。幼児や妊婦など女性に多いものとして、ウイルス感染後に点状出血斑として発症しやすい血小板減少症がある。成人の場合、多くは原因不明の特発性血小板減少症とな

ることが多い。血液凝固因子の先天的減少によるものは、血友病がよく知られる。また血液凝固因子の後天的減少によるものとしては、前述のDICという疾患が有名であり、全身の細血管に起こるため生命の危険に曝される。いずれにせよ血液検査などによって、原因が何なのかを早急に判断する必要がある。

2）　顔色不良（pallor／abnormal face color）

「血色が悪い」という言い方もある。青白い場合（顔面蒼白ともいう）や黄色・黒褐色・紫色・白色などの色素沈着を伴う場合には、重症貧血や黄疸あるいは肝疾患・内分泌疾患・白皮症などの可能性もあり、精査が必要である。

（12）　血液疾患に対する治療と薬理

1）　血液および造血薬

貧血とは、赤血球数および血色素量の減少した病態である。主な貧血の種類と治療には、次のようなものがある。

①鉄欠乏性貧血は、日常診察する貧血の過半数を占める。原因は、慢性的失血・分娩時出血・異常生理出血または月経困難症・外傷性出血・鉄分摂取不足などで、治療は経口投与では硫酸鉄（徐放剤）・フマル酸第一鉄（徐放カプセル）、静注（静脈注射）投与では含糖酸化鉄・グルコン酸第二鉄があり、副作用は経口鉄剤で悪心・嘔吐・上腹部不快感・下痢・便秘の消化器症状などがあり、鉄剤静注で顔面紅潮・肝機能異常などがある。

②赤芽球性貧血は、骨髄中の赤芽球が赤血球に分化成熟するためにDNA合成の酵素としてビタミンB_{12}（VB_{12}）と葉酸が必須であるが、赤芽球の成熟障害により正常な赤血球が賛成できないために起こる貧血の総称である（悪性貧血）。原因は、VB_{12}・葉酸欠乏、稀にDNA合成を阻止する薬剤（抗癌剤など）でも起こる。治療として、シアノコバラミン（VB_{12}製剤）など葉酸の注射や内服があるが、胃切除後の巨赤芽球性貧血などではVB_{12}が消化管から吸収されにくいので注射による与薬が原則となる。葉酸は、肝臓・酵母・ホウレン草などから得られるビタミンで、赤血球成熟に関与する。

③溶血性貧血は、赤血球の寿命が短縮することによって生じる貧血で、原因には先天性・自己免疫性などがある。治療は、副腎皮質ステロイドが主で、先

天性では脾臓摘出を行う場合もある。

2) 造血因子の臨床応用

造血因子とは、造血幹細胞が成熟血球へ分化する過程で、種々の段階にある血球の分化・増殖を刺激する物質の総称でサイトカインが有名である。これは赤血球・白血球・リンパ球を共通の骨髄細胞（造血幹細胞）から分化させ、白血球やリンパ球の機能を異にするサブタイプの分化を進める活性物質群である。これらは先の細胞やその前駆細胞で作られ、多彩な作用をもつ。

3) 白血病治療薬

白血病は造血器の癌といわれる病気で、血中に幼弱（病的）白血球が多数出現し、肝臓・脾臓・リンパ節・腎臓などを侵し、放置すると出血・感染などの合併症で死亡する。慢性骨髄性白血病は、白血球のうち好中球の異常増加と血小板・赤血球などにも増加を認める。一方、慢性リンパ性白血病は白血球の中でもリンパ球の異常な増加がみられるが、日本人には稀である。

急性白血病は、発熱・貧血・出血傾向を主症状とする。病的白血球が増加するだけでなく、顆粒球が減少するため感染症に罹りやすくなり血小板減少によって出血傾向が現れる。治療薬は、ダウノルビシン（ダウノマイシン）やビンクリスチン（オンコビン）等があるが、副作用も多様で注意する。

悪性リンパ腫は全身のリンパ網内系組織に原発する悪性腫瘍で、ホジキン病・リンパ肉腫などの総称で、症状は発熱・体重減少・寝汗・リンパ節腫大・脾腫・皮疹などがある。治療は放射線照射と化学療法が原則で、治療薬はシクロホスファミド（エンドキサン）・フルオロウラシル（5-FU）等があり、副作用として汎血球減少症など様々なものがある。

4) 抗凝血薬

大手術（特に心臓・血管手術）後は血栓形成のために思わぬ事故を起こすことがある。手術中に血液が固まると血管手術が不可能になる。内科や産婦人科では心筋梗塞・脳軟化症・DICの予防または治療のため、血液が固まりにくくする抗凝血薬が必要となる。静注や筋注で使うヘパリンや経口抗凝血薬のワーファリンがある。ただし、出血傾向のある血液病・胃潰瘍などの患者やビタミンK・消炎鎮痛剤・アスピリン等を服用している患者には用いない。

5) 血栓溶解薬および抗血小板薬

　血栓溶解薬は、血液凝固によって生じた血栓を新鮮なうちに溶かす薬であり、心筋梗塞や脳血栓症などに対して血栓を溶解し血流を再開させる目的で投与される。治療として、脳血栓症・末梢動静脈閉塞症・冠動脈血栓にはウロキナーゼがあり、副作用には出血傾向・ショック・過敏症・肝機能障害などを起こすことがある。血管が破損するとその場所に血小板が凝集し、これがきっかけで血液凝固を起こすが、抗血小板薬は血小板凝集を妨げる薬で通常は経口投与で用いる。非ステロイド性抗炎症薬としてのアスピリン（バファリン）にも効能がある。チクロピジン（パナルジン）も使われる。その他、出血傾向のある患者・手術後の異常出血した患者などに対し止血薬として機能する治療薬には、カルバゾクロム（アドナ）やトラネキサム酸（トランサミン）等がある。

(13) 内分泌・代謝系疾患の主要症状と病理
1) 成長異常・発育異常（disturbance of growth／development）

　身体全体または一部の発育が、正常より遅延もしくは促進するものを成長異常または発育異常という。成長には遺伝因子の他に多くの環境因子が関与し、主に栄養代謝・内分泌・染色体異常あるいは組織反応性などがある。成長過剰の場合、骨端線閉鎖前に下垂体からの成長ホルモン過剰分泌があれば下垂体性巨人症が出現する。小児期の成長ホルモン過剰分泌の他にも甲状腺機能亢進症が生ずれば、物質代謝が盛んになり身長増加が起こる。また原発性の性腺機能低下やクラインフェルター症候群・マルファン症候群などの内分泌・染色体異常では、性ホルモン分泌遅延によって骨端線閉鎖が遅れ、高身長となる。性早熟症では、初期には著明な身長増加が認められるが、骨端線閉鎖が早いので低身長となることが多い。

2) 色素異常（abnormal skin pigmentation）

　皮膚の色調は、主として皮膚に存在する色素と量・密度などによって決定される。主な色素には、メラニン・酸化または還元ヘモグロビン・カロチン・ビリルビンなどがある。これらは各々黒・赤・黄の固有色をもつが、半透明の皮膚を通して透過した日光が散乱して様々な色に変化して見える。多量の色素が

あるときは、全体として青色に見えることが多い。皮膚色素も人種・性・年齢・ホルモン・日光の照射量や強度によって異なり、また同一人でも身体の各部所で異なる。乳頭およびその周辺・臍部・腋窩・陰部・肛門周囲などは一般に色素沈着が強く、逆に手掌や足底などは弱い。また、そもそも色素沈着は個人差の大きいものであるから、皮膚の露出部と被覆部の双方をしっかりと比較確認する必要がある。全身性か限局性かも重要で、後者の場合は日光露出部に限定するか、あるいは生理的に乳頭・腋窩・臍部・股間部・肛門周囲の黒色系の色素沈着、全身性または地図状の白色の色素脱失などがある。全身性に濃い黄色の色素沈着を認める場合は黄疸を考えねばならず、限局的に四肢などに薄くみられる場合はミカンなど柑橘類の過食の際にも生理的に起こり得る。全身にびまん性の青味がかった褐色系の色素沈着がある場合は、強皮症・アジソン病・ヘモクロマトーシス・砒素黒化症も疑う。網目状に全身にみられるのは光線過敏症やペラグラ・ポルフィリン症であることもある。下腿に紫斑性のものがある場合は、紫斑病の他に静脈瘤であることもある。先天的に顔面に紅斑がある場合はスタージウェーバー症候群などの遺伝病、若年女性の顔面などに広くみられる場合はSLE（全身性エリテマトーデス）などの膠原病も疑う必要がある。さらに、顔面や足裏などに部分的な黒色表皮がみられ徐々に拡大している場合は、悪性黒色腫である可能性が高いので早い対応が必要となる。出産後やクッシング（Cushing）病では腹部に赤い色素線条が幾つか縦走する。

3) 口渇（こうかつ thirst）

一般には「ノドが渇く」ということであるが、医学的な意味では、脱水のために脳の中枢が刺激されて起こる感覚であり、水分を摂取することにより体内の電解質・水代謝は正常化に働く。単に唾液分泌減少や口腔内乾燥によっても口渇を訴える。急な口渇は下痢・嘔吐・大量発汗・火傷・出血などに伴うが、慢性的な口渇は糖尿病などでみられる。尿の異常も重要所見で、それからも鑑別できる。例えば、乏尿で高比重の場合は脱水症、多尿で高比重の場合は糖尿病、多尿で等張の場合は慢性腎不全、多尿で低比重の場合は尿崩症や心因性多飲症などが考えられる。

4) 肥満 (obesity)

生体の脂肪量（水分ではない）が一定水準以上に増加した状態である。以前は、痩せの項で述べたように算出した標準体重との比較から定義されたが、今は BMI（体重 (kg)／身長 (m)^2）や肥満度（身長 (m)^2×22）で比較し一定以上に上回ったものをいう。肥満は、痩せとは逆に摂取エネルギーが消費エネルギーを上回る場合に起き、単純（体質）性と症候性がある。後者は、摂食障害（過食症など）・インスリン非依存性糖尿病あるいは Cushing 症候群などの内分泌疾患や先天的な遺伝性疾患で問題になることが多い。

5) 毛髪異常 (abnormality of hair)

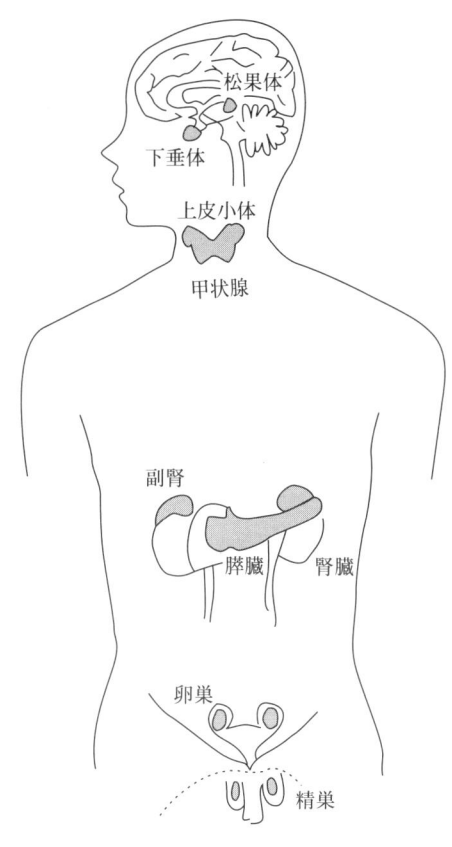

図 2-7 内分泌腺の分布図

毛髪異常には生え方のパターン異常とサイクル異常がある。前者には男性ホルモンや成長ホルモン、後者には副腎皮質ステロイドや甲状腺ホルモンの影響があるとされる。男性ホルモン異常によって出現する脱毛症の他に、男女を問わず多毛症も存在する。甲状腺・副甲状腺・下垂体前葉の各機能低下症では、毛質変化と共にびまん性脱毛がみられ、特に女性患者でみられることも多い。一方、甲状腺機能亢進症でも毛髪全体が薄く抜けやすい傾向があるが、脱毛の程度は比較的軽い。毛髪の色について、白皮症（アルビノ）の場合は白髪様、フェニルケトン尿症では淡褐色、早老症では老人型白髪となる。ストレスなどでも、円形脱毛症や抜毛症が起こることを知っておくべきである。

(14) 内分泌・代謝系疾患に対する治療と薬理

1) 糖尿病という病気

糖尿病（DM）は、膵臓β細胞から分泌されるホルモンで、血糖を減少させるインスリン（Insulin）が不足するために、通常ならば食後30分で減少を始める血糖量が増加したままの病態である。このため、腎臓ではグルコースが再吸収しきれないで尿内に排出される。症状は、多尿・口渇・多飲が多く、また全身倦怠感・多食も伴う。重度な病状が続くと痩せてくる。糖尿病は糖・蛋白質・脂質の代謝にも異常を起こす。高血糖が長期にわたって放置されると、①全身小血管での動脈硬化進行、ひいては心筋梗塞や四肢の動脈血栓の発症、②網膜症、③腎臓の糸球体病変、④神経炎（足のしびれ・麻痺など）が発症し、回復不能の状態となり、昏睡（ケトアシドーシス）も起こし得る。

発病因子としては、環境因子（過食・運動不足・肥満・ストレスなど）と遺伝因子の両者がある。検査は、糖尿病疑いの段階ではグルコース負荷試験（GTT）を行う。病因から1型（IDDM：Insulin Dependent Diabetes Mellitus インスリン依存型糖尿病）と2型糖尿病（NIDDM：Non Insulin Dependent DM インスリン非依存型糖尿病）に分類される。1型は発症が急で症状が重く、自己免疫やウイルス感染などによるβ細胞のインスリン分泌能力の消失を原因とする。2型は好ましくない生活習慣などの原因により、緩慢な経過を呈すものである。いずれにしても、糖尿病を予防（最終章参照）あるいは治療して、最も怖い合併症を未然に防がねばならない。糖尿病合併症例の多くは、患者自身が他の生活習慣病を合併しているため、高脂血症や高血圧などが原因または結果となって最終的に全身の動脈硬化を生じ、血行障害に伴う全身の臓器不全を引き起こす。特に糖尿病の代表的合併症が末梢神経障害・網膜症・腎症である。これらを3大合併症とよび、いずれも細小血管の血流障害が原因である。網膜症が進行した場合、失明の危険性があり成人の失明原因の第1位になっている。この網膜症の進行予防には、血糖コントロールに加えて定期的検診が必要である。またコントロール不良で高血糖状態が続くと、腎糸球体の毛細血管が硬化し、腎機能を維持できなくなる。その結果、尿中蛋白質漏出に続き、最終的に腎不全を併発する。血液透析の原因の第1位も糖尿病である。ま

た自律神経に障害が起こると様々な臓器不調を誘発する。例えば末梢血管、とくに下肢の血流障害例では、歩行を止めて休みながらでないと歩けなくなる間歇性跛行や壊疽の原因となる。神経障害を合併するため無痛感覚と、免疫力低下による易細菌感染に伴う足先などの潰瘍・壊疽によって、足の切断に至る例もある。さらに糖尿病には、上述の慢性合併症の他にも、糖尿病性ケトアシドーシス・高血糖非ケトン性高浸透圧性昏睡など重篤な急性合併症がある。

2) インスリンによる糖尿病治療

インスリンは、グリコーゲン合成を促進して血糖値を減少させる。これと拮抗するものにグルカゴンなどがある。治療で使用されるインスリンには、牛や豚の膵臓から得たものや遺伝子操作によって合成されたヒトインスリン製剤がある。インスリンは内服では効果がなく注射で用いられる。このとき過量であると低血糖となりやすく、脱力感・空腹感・振戦・意識障害が生じるので、投与量には十分な注意が必要である。

インスリン注射が必要となるのは、IDDM・糖尿病性昏睡・重度糖尿病患者である。また2型糖尿病でも、①経口剤を服用しても血糖値低下の兆しがみられない、②妊娠中または妊娠可能性がある、③手術前後、④肺炎など重症感染症にかかっている、⑤手足に壊疽がある、⑥肝臓または腎臓に重症の機能障害がある場合などはインスリン療法の適用になる。インスリン注射剤には超速効型・速効型・中間型・持続型・混合型があり、それぞれ目的に応じて使い分けられる。インスリン療法を行う患者では、自宅で自分もしくは家族の手による注射が一般的であるため注射器にも工夫がなされ、カートリッジ交換式のペン型タイプや使い捨てタイプなどが開発されている。この際、医師または看護師は事前によく説明指導を行い、患者や家族に薬品の保管・投与方法・使用後の始末などを十分配慮するよう促さなくてはならない。強化インスリン療法として、混合型（速効型＋中間型）もよく使用される。低血糖症状の患者や本剤成分に対し過敏症の既往歴のある患者には使用禁忌である。速効型インスリン製剤のみ筋肉内・静脈内への注射が可能であり、それ以外は皮下注射のみとなる。皮下注射部位は、腕・大腿・腹部・臀部・腰部などで、部位によってインスリン吸収速度は異なり、腹部→腕→大腿の順に早い。一ヵ所にのみ注射を重

ねると組織変性やインスリン吸収に変化が出ることもあるので、前回の注射位置から毎回数cmずらす。また特定部位に注射を繰り返すと、皮膚に凹凸が出たり硬化したりすることがあり、この場合は医師の指示に従って注射部位を変えることが必要である。低血糖の出現が怖いので、その対策として砂糖・飴・ジュースなどを常時携帯しておくとよい。ただしチョコレートは即効性に欠ける。シックデイ(体調不良日)・ルールとして、NIDDMで平常はコントロールができている人でも、体調不良で血糖値も不安定になり、著しい高血糖や低血糖を起こすことがあるので注意が必要となる。その場合は減薬・休薬などの応急措置をとり、速やかに医師の診察を受ける。

3) 経口血糖降下薬

インスリンの分泌能力が残っている2型糖尿病で効果があり、食事・運動療法では効果が出ない場合に使用される。インスリンとの併用は原則的に行わず、血糖値を下げやすい薬品と併用しないようにする。薬は働きの点から、①インスリンの分泌を促進するもの、②インスリンの働きを高めるもの、③糖の消化・吸収を遅くするものなどに分けることができる。

4) 甲状腺ホルモン

甲状腺ホルモンには、サイロキシンとトリヨードサイロニンがある。サイロキシンは、内服すると徐々に体内でトリヨードサイロニンに転化し作用する。サイロキシンに比べるとトリヨードサイロニンは少量しか体内に存在せず、甲状腺ホルモン全体の2%ほどであるが、約4倍の力価をもつ。甲状腺ホルモンは新陳代謝を促し、成長・発育を促進し代謝を亢進させる。健常人では体温上昇・高血糖・基礎代謝亢進・体重減少が起こる。

甲状腺機能異常のうち、ホルモン分泌過多による代表的疾患にバセドウ病(甲状腺機能亢進症)・中毒性結節性甲状腺腫などであり、逆に分泌不足によって起こるものに橋本病(慢性甲状腺炎)・粘液水腫などがある。クレチン病は先天性甲状腺機能低下症ともいい、生まれつき甲状腺が非常に小さくホルモン産生が障害される。放置すると身長が伸びず、知能発達に極度の遅れが出る。治療は甲状腺ホルモン剤の服用である。バセドウ病は女性に多く20歳前後で罹患しやすい。症状は多様だが、動悸・頻脈・食欲亢進・痩せ・発汗・多飲・

神経興奮・震えなどがあり、甲状腺腫と突眼が目立つ。治療薬は、以下のものが主流である。①β遮断薬は交感神経興奮状態である頻脈・手指振戦・発汗・微熱などを抑えるが、うっ血性心不全の病歴がある患者には禁忌（使用禁止）となる。②ヨウ素塩は下垂体前葉から分泌される甲状腺刺激ホルモンの働きを抑制する。③プロピルチオウラシル（プロパジール等）またはチアマゾール（メルカゾール等）を内服させると、数週間で症状は改善する。ただし与薬中は白血球数の検査が必要で、白血球減少・無顆粒球症・発熱が出現したら中止する。

5） 下垂体ホルモン

下垂体前葉ホルモンには次のようなものがある。①ヒト成長ホルモンであるソマトロピンは、下垂体性小人（侏儒）症に用いられる。糖尿病や悪性腫瘍のある患者、妊婦または妊娠している可能性のある女性には禁忌となる。②性

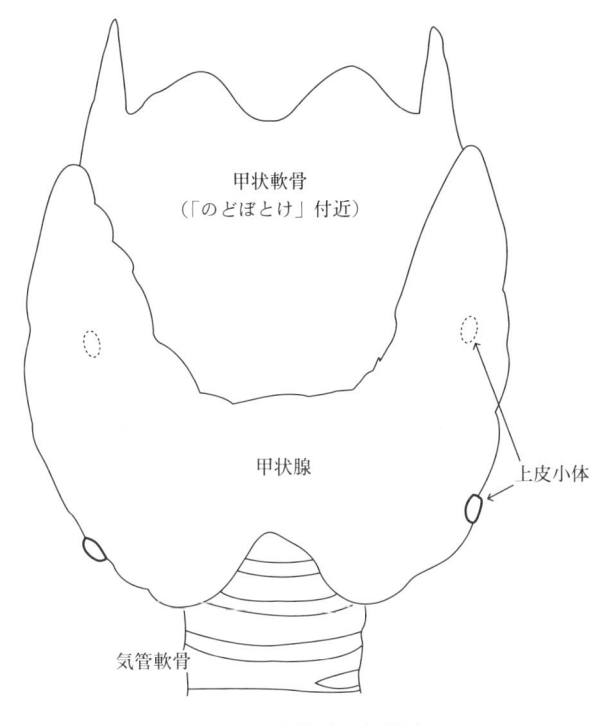

図2-8　甲状腺の全景図

腺刺激ホルモン(HMG)は、下垂体細胞から分泌される卵胞刺激ホルモン（FSH）と黄体形成ホルモン(LH)からなる。下垂体性HMG（ゴナドリール等）は間脳性および下垂体性無月経の治療（排卵誘発）に使われる。③副腎皮質刺激ホルモン（ACTH）は副腎皮質を刺激して皮質ホルモンの産出・分泌を高める。下垂体後葉ホルモンはオキシトシンとバソプレッシンが主である。オキシトシンは子宮収縮ホルモンで、子宮筋収縮・乳分泌促進などに働く。バソプレッシンは抗利尿ホルモンであり、血圧も上昇させ尿細管からの水分吸収促進により尿量を減らす。この減少により尿崩症（多飲・多尿）になりやすい。

6) 高脂血症とその治療

高脂血症とは、血中脂質である中性脂肪・コレステロール・リン脂質・遊離脂肪酸などが一定濃度を超えた病態である。血液中で脂質はそのままでは溶けず、遊離脂肪酸はアルブミンという蛋白質に、他は5種類のリポ蛋白に囲まれて合成・代謝・回収される。高脂血症はほとんど自覚症状がなく放置されることが多いが、動脈硬化が徐々に進行し、心筋梗塞や脳卒中など生命に関わる重篤な疾患を引き起こす原因となる。高脂血症の原因は2つに大別される。

①原発性高脂血症

脂質代謝が先天的に障害されているため高脂血症を生じるもので、家族性高脂血症がある。これは遺伝的に血中コレステロールを取り込んで、処理する能力が低いために高コレステロール血症になりやすい。

②二次性高脂血症

他の疾患や薬剤使用による高脂血症で、アルコール多飲・糖尿病・甲状腺機能低下症・腎疾患・閉塞性胆道疾患・薬の副作用などによって生じる。

抗高脂血症薬のプラバスチタン（メバロチン等）は、肝臓や小腸でのコレステロール生合成酵素を阻害して強力に血中コレステロールレベルを低下させ、また高血圧・糖尿病等の合併症・閉経後の高脂血症などにも安定した効果を示す。

(15) 中枢神経系疾患の主要症状と病理

1) 不眠（insomnia）

不眠とは「眠れないこと」であり、ほとんどすべての人間が人生で多少とも

経験するものである。それが日常的であれば不眠症という言い方もあるが、幾つかの型が存在するため睡眠障害という方が適切である。すなわち入眠困難な場合・眠りが浅く何度も覚醒する場合・早朝覚醒の場合などがある。これに混合型が加わり、睡眠障害は複雑となる。その原因も幾つかあるが、器質性疾患による疼痛（神経圧迫・胸痛・呼吸困難など）での不眠、アルコールや睡眠剤の慢性中毒者で突然服薬中止した場合（禁断症状の出現）、主に心理的要因による不眠などがある。心理的要因による不眠、特に途中で何度も覚醒し再眠不可の場合では、全睡眠時間の1/5から1/4を占めるREM睡眠が少なく、熟眠障害も伴いやすいことが指摘されている。その他、早朝覚醒の場合は加齢による生理的な場合もあるが、うつ病が原因のケースも多いので注意を要する。

2) 焦燥・不安（anxiety state）

これもまったく感じない人はいないと思われるほど、日常的に経験する症状である。ただ健常人の場合、明瞭な理由があり多くは一時的なものである。病的な場合は、少なくとも身体面あるいは精神面での軽い障害がある場合が多い。「イライラ」という言葉で表現されやすい焦燥感の根底には不安がある。不安が生ずる場合も、対象をはっきりと認識している場合と漠然とした不安を抱えている場合がある。不安と同時に多彩な症状を訴える者も多いが、まず否定すべきは器質性疾患である。機能亢進を起こす甲状腺・狭心症などの心疾患・気管支喘息などの呼吸器疾患、肝疾患・悪性腫瘍など多くが考えられる。それらを除外した上で、神経症・うつ病などの精神障害も疑ってみるべきである。また、特に精神運動興奮を激しく伴う場合を、不穏状態とよんで精神科では区別する。

3) 性欲減退（lack of potency）

心身ともに健康な男女には程度の差こそあれ、誰でも性欲は存在する。それは、もちろん年齢や性別あるいは置かれた体力的・病理的状態によって強弱の違いや個人差もあるが、生殖可能な年代で存在しない（と言う）方がむしろ異常である。なぜなら性欲は本来、人間を含めた全生物に備わった種族保存の自然な本能的欲求だからである。それは個体維持の本能にも関連するため、食欲や睡眠欲などの本能と同様である。ただ性欲にも、異常性欲という亢進状態も

病的なものとして存在し、性欲減退という二次的に起こる逆の症状もある。いずれも内科のみならず、精神的疾患と関係することが多い。正常範囲での夫婦間の葛藤などに起きる心理的性欲減退あるいは体力の消耗などによる性欲を除き、原因となる疾患にはうつ病や強い不安・強迫観念などの精神性あるいは糖尿病性・慢性アルコール中毒などの末梢神経障害、さらには癌などの慢性消耗性疾患また内分泌疾患の下垂体・甲状腺機能低下症などが考えられる。

4) しびれ・麻痺（paralysis）

前者は神経疾患に多い症状の中で知覚障害に当たるもので、後者は同じく運動障害に相当するものである。しびれと麻痺も同時に訴えることもある。これらは各々、神経線維の走行路の違いによって起こるもので、基本的に神経病理に基づいた症状であることは同様である。それが筋肉や末梢神経あるいは皮膚に刺激を与えたり、抑えたりして生じる。病因は、神経線維自体の変性・神経炎（ときに感染性）や神経細胞の壊死などもあるが、血流遮断つまり虚血による結果の神経細胞死ということもある。症状出現の仕方が似ていることも多い。しびれは「ジンジン」とか「ヒリヒリ」と表現され、麻痺も「感覚がない」「自分の皮膚でないような感じ」という曖昧さを伴った訴えになることが多い。しかし、それが両者の病態特質をよく表している。しびれは末梢性とくに四肢に起こることが多いが、麻痺は多様で病因によって左右の半身麻痺のごとく体幹に非対称性で起こることもある。

5) 頭痛（headache）

頭部に感じる痛みを総称したものであり、内科系の一般受診者の訴えで最も多いものの一つである。痛みの部位から表在性・深部性・限局性の各疼痛・部位不明瞭な頭痛などがあり、痛みの程度をとっても多彩で、重く感じる程度の頭重感から圧迫感・拍動性疼痛・嘔吐を伴うもの、割れるような激しい痛みなど、様々な訴えがある。ただ頭重感だからといって軽い病気とか、激しい痛みを訴えるから器質的に重篤な疾患があるとも単純に断定はできない。頭部打撲など外科的に関わるものは除いているが、そういう場合や激しい痛みを訴える場合は検査しておいた方がよい。ただ多くの場合すぐには特別な検査を要せず、詳しい問診によって診断や精査が必要となる。薬物による反応性頭痛から拍動

性の片頭痛（偏頭痛とも書くがいろいろなサブタイプがあり飛蚊症・閃輝暗点を伴う典型的片頭痛も含む）・精神的緊張やストレスからの筋収縮性頭痛などが有名である。痛みの刺激を感じる頭部箇所は多く様々であるが、その他にも緑内障発作時や精神科的頭痛（ヒステリー性頭痛など）もあるので注意を要する。

6) 健忘（amnesia）

　記憶は、かなり以前の過去の記憶・最近の記憶・その場での記銘に分けられる。ここでいう健忘は後二者の症状であり、脳の器質的病変では最初に影響を受けやすい。また過去のどの時点から始まり現在まで継続しているのか、過去の一定期間の記憶喪失はあるが現在の記銘は正常なのかの確認も必要である。他の精神機能の障害や変化が伴っていないかの確認も重要となる。指示力・感情の起伏変化・数的能力低下・知識や判断力低下の有無に注意し、記銘力低下の時に出現しやすい作話にも留意すべきである。

7) 振戦・手指振戦（tremor／finger-tremor）

　不随意（意図せず）に起こる身体の一部分もしくは全身の小振幅性の律動運動である。手指のみに出現するものを手指振戦という。いわゆる「手指がふるえる」という訴えである。特に注意すべきは、どういう時に振戦が起こるのか、また手指だけなのかということである。また顔つき、例えば顔の皮膚の状態・目つき・表情などに留意する。貧血・皮膚症状・腹水・浮腫・角膜の色素沈着などにも気をつける。精神の不穏状態や急性ニコチン中毒・肉体疲労などによるものは、急性一過性であるので、原因が無くなれば速やかに消失する。持続する場合は脳幹部の血流障害によることがある。粗雑なふるえの場合は企図振戦が多く、随意運動つまり何かをしようと意図し緊張するときに起こるもので、神経症やパーキンソン症候群の患者でみられる。細かく素早い動きの慢性振戦は、甲状腺機能亢進症の患者に多い。羽ばたき振戦という腕全体も加わった粗大運動は、肝障害や尿毒症・薬物中毒の患者でみられる。

8) 痙攣（convulsion）

　けいれんとは、末梢性あるいは中枢性に発生する運動神経の異常興奮からくる刺激で起こる、筋肉が不随意に収縮する状態のことである。脳の特定部位から異常な電気発射が起こり、その刺激が脳全体に広がって全身の筋肉にけいれ

ん発作が起こる。てんかんなど特有な疾患の場合は、主に中枢性の異常発生部位が存在する。その場に居合わせた者に発作の内容、例えば初発部位と進展方向、片側性か両側性か、強直性か間代性か、持続時間などを確認し、次いで意識消失があれば持続時間を聞く。初回発作時の既往や原因となる既往歴、毒物・薬物への暴露、薬物治療歴と効果などを問診する。それによって、周産期脳損傷・薬物中毒・禁断症状としての発作などを鑑別(かんべつ)する。脳の異常が脳全体に及ぶ場合には全般発作、脳の一部から異常が発生する場合には部分発作が出現する。大発作（筋肉の全身的なけいれんを起こすもの）では全般発作が、小発作（小さな筋肉の動きや平滑筋のみが収縮するもの）では部分発作が多い。その他にも様々な発作形態があるが、なかには生命に関わるものがあり詳細は後述する。

9) 舌のもつれ
（dysarthria）

舌や歯など口腔内構音器官それ自体の疾患でもみられるが、多くはミオパチー・多発性筋炎・萎縮性ジストロフィーなど筋神経系異常によって生じる。このような症状を構音(こうおん)障害といい、舌のもつれも一つである。話の意志

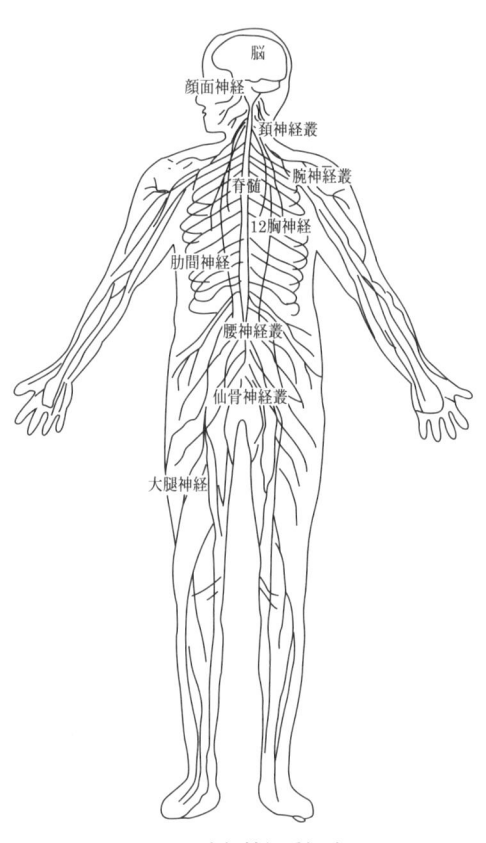

図 2-9　中枢神経系概略図

上方の脳と下につながる脊髄を中心に、1個の人間の全身の隅々にまでゆきとどいた神経網は、まさに日本全国あるいは全世界にいきわたる情報網を思わせる。ヒトの場合、巨大な脳という中枢神経からの指令が強いため、全身が協調しあって、知的で合目的的な行動をとる。

や内容が、言語中枢からの指令として言語運動中枢（ブローカー野）を経て口唇・舌・咽喉頭・声帯に伝えられ、骨格筋が収縮することで言葉が出る。この発語機構のどこかで障害を受けた場合、「舌がもつれる」ことになる。末梢神経系異常というより、本症状は上位運動神経系の障害による原因がほとんどである。VII・IX・X・XII などの脳神経、筋萎縮性側索硬化症（ALS）などの延髄疾患、多発性硬化症など小脳失調、パーキンソン病や多発性脳梗塞などの基底核疾患（脳梗塞などの脳血管障害を含む）でも生じる。

（16） 中枢神経系疾患に対する治療と薬理
1） てんかん発作の分類

「てんかん」は様々な原因により起きる慢性の脳疾患であり、大脳の神経細胞の過剰活動に由来する反復性発作（てんかん発作）を主徴とし、変化に富んだ臨床および検査上の異常を伴う。ここでいう発作は短時間症状がみられるものを指し、けいれんを伴わないこともある。てんかん発作は、脳細胞の一部が電気的に異常に興奮し、広く脳内に広がるため脳波記録で異常が残る。症状としての発作は多彩で、使用する治療法から便宜上、次の5種類に大別する。

①大発作：意識を失った後、強直性けいれん（突然生じる筋肉がひきつける発作で通常1分程度持続して突然に終わる）、次に間代性けいれん（突然生じる意識消失と、通常それに伴う全身性両側性の筋肉収縮と弛緩を繰り返す発作）が起こる。

②小発作：欠伸発作ともいい、突然動作と意識を失い「うつろな」眼差しを生じる発作である。多くの場合10秒程度で終わり、再び元の動作を続ける。

③精神運動発作：意識障害と異常行動を伴うもので難治性である。

④てんかん重積症：持続的な発作、または2つ以上の発作が連続して発作間に完全な回復がみられない状態が30分以上続く。

⑤小児難治性てんかん：点頭てんかん（生後4～12か月で初発する。頭をガクンと前に曲げ、両上肢を急に振り上げたような姿勢をとり、足・股・膝で折れ曲げる）やミオクローヌス発作がある。

2) 主な抗てんかん薬の種類

抗てんかん薬は、異常な神経細胞の働きのみでなく、正常な神経細胞の働きも抑え興奮しにくくさせる。そのため、たとえ発作を起こす異常な細胞が興奮しても、その周囲の正常な神経細胞の働きが抑えられているため、異常興奮が他の神経細胞に伝わらないようにすることで効果を現している。それで発作予防もできる。治療薬が決まると、次は投与量を決める。発作が抑制でき、同時に副作用がない必要最少量が適量となる。定期的に血中濃度測定をして、副作用の予防・早期発見や投子量調節をする。もし最初の薬が効果がない場合、次に効く可能性のある薬（第2選択薬）を用いる。また1種類の薬だけでは治療困難な場合には幾つかの薬を併用する。抗てんかん薬は原因分類や発作型から考えて選択する。

①大発作に用いられる薬

フェニトイン phenytoin（アレビアチン・ヒダントール等）

適応範囲の広い抗てんかん薬である。大発作には第一選択薬であるが、小発作には効果ない。神経の異常興奮の伝達を抑え、けいれん発作・自律神経発作・精神運動発作を改善する。連用中に急に減量や中止すると重積発作状態が起こる。副作用として過敏症（発熱・発疹）・歯肉増殖・運動失調などがある。

カルバマゼピン carbamazepine（テグレトール・テレスミン等）

大発作や精神運動発作の第一選択薬となる。中枢に作用して神経の異常興奮を抑え、けいれん発作や併発の精神障害を改善する。躁病・統合失調症の興奮状態・三叉神経痛などにも用いられる。副作用として発疹・めまい・悪心・顆粒球減少などがある。顆粒球（白血球など）減少があれば与薬を中止する。

フェノバルビタール phenobarbital（フェノバール）

半減期が長く1日1回の投与でよく、鎮静と抗けいれん作用がある。併用された薬剤の代謝を促進する。副作用として、眠気や認知障害などがある。

②小発作に用いられる薬

バルプロ酸 valproic acid（デパケン・バレリン等）

適応範囲が広く、小発作・焦点発作に有効である。副作用として治療開始直後や急激な増量時には嘔気の訴えが多いが、慢性投与時には食欲亢進による体

重増加が観察されることがある。また、高アンモニア血症が他剤併用例にみられ、中毒域濃度での血小板減少もある。

　エトスクシミド ethosuximide（ザロンチン等）

　小発作には効くが、大発作などには有効ではない。バルプロ酸で効果がないときに用いられる。脳の中枢に作用し神経の周期的興奮を抑制する。副作用として、食欲不振・めまい・集中力低下・運動失調などがある。

　3）精神運動発作に用いられる薬

　特効薬は見当たらないが、有効なのはカルバマゼピン・クロナゼパム等である。重症時には抗精神病薬を用いることもある。

　4）てんかん重積症に用いられる薬

　ジアゼパム（ホリゾン・セルシン等）が静注される。てんかん重積症は、生命の危険があるので直ちに発作を止めなければならない。また再発防止、原因疾患の治療も必要である。ジアゼパム静注は、ゆっくりと発作が止まるまで行う。酸素吸入や電解質補正あるいは心肺停止に備えて点滴も開始する。

　5）小児難治性てんかんやミオクロニー発作に用いられる薬

　クロナゼパム clonazepam（ランドセン・リボトリール等）

　神経の伝達機構に関与して、けいれん発作を抑える作用があり、ミオクロニー発作（細かな四肢の痙攣を主とする発作）や小発作に有効である。

　6）パーキンソン症候群（パーキンソン病）

　パーキンソン症候群（Parkinsonian syndrome）とはパーキンソニズムとよばれる症候を有する疾患の総称で特発性（パーキンソン病）と症候性がある。

　7）パーキンソン症候群の主要特徴

　①無動（akinesia）

　動作緩慢（bradykinesia）ともよばれ、動作開始に時間がかかったり、動作遂行に時間がかかることを示す。

　②筋固縮（rigidity）

　筋緊張の亢進した状態で、上下肢の関節を屈曲伸展させると抵抗を感ずる。

　③振戦（tremor）

　「環境によらない震え」のことであり、4〜6Hzの規則正しい静止時粗大振

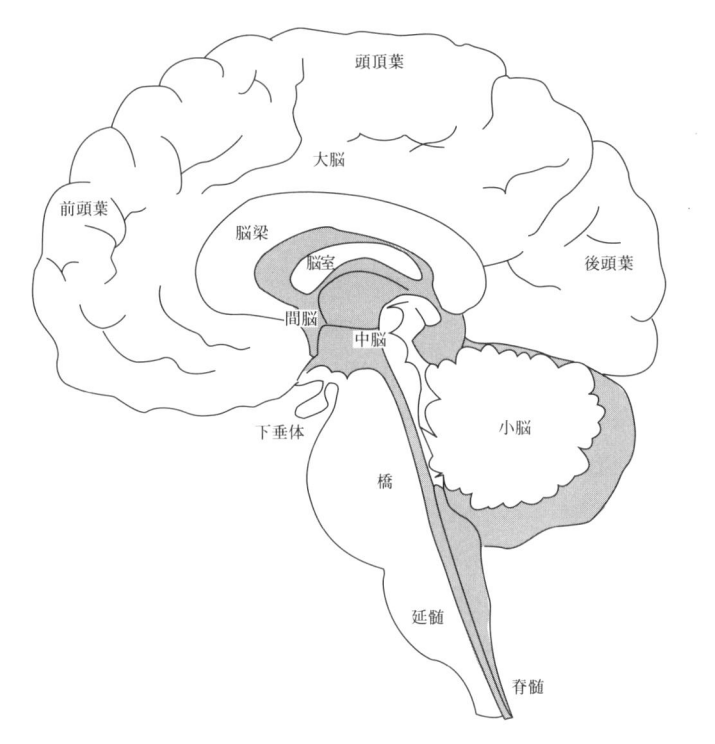

図 2-10 脳の正中断面図

脳の解剖学は身体医学にとっても重要で、精神・心身医学を「脳内科」とよぶ研究者もいる。ヒトに特徴的な大脳が、間脳や中脳あるいは延髄などの生命中枢部分を囲んでいる。

戦と手指の細かい姿勢時振戦からなる。静止時粗大振戦・粗大安静時振戦・安静時振戦とも同義と考えてよく、これらは「筋が収縮していない安静時に最も目立つ振戦」という意味である。

④姿勢反射障害

前・側・後方から押されると容易にバランスを崩し、特に後方に崩れやすい。

パーキンソン病の病理は、中脳黒質の変性によって緻密層で生成されたドパミンが減少し、線条体ニューロンを経て被核・尾状核からなる線条体に流入するドパミンが欠乏して上の主徴が発現する。大脳辺縁系や前頭葉へのドパミンも減少し、情動・意欲面の問題をも引き起こすことになる。

8）治療薬

ドパミン系補充や機能亢進か、相対的に強くなったアセチルコリンの作用を、レボドパ製剤や抗コリン薬などで抑える。塩酸トリヘキシフェニジル（アーテン等）は、副交感神経の働きを抑え、パーキンソン症候群に伴う振戦や筋肉のこわばりなどの神経症状を改善する。特に振戦への効果に優れる。ビペリデン（アキネトン等）は、副交感神経の働きを抑えて筋肉の収縮や硬直を和らげる作用があり、本症候群による手指の震えや筋肉のこわばり等に効果を示す。その他に、ドパミン遊離薬といって、ドパミン量を増し精神活動を改善する作用がある塩酸アマンタジン（シンメトレル等）や交感神経作用薬などもある。

（17） 末梢神経系疾患の主要症状と病理

1） しゃっくり（hiccup）

この症状を支配する末梢神経は横隔膜神経であるため、その周辺臓器の病変からの刺激や反射で横隔膜が痙攣を起こすことによる。二次的出現の場合は原因病変除去、一次的刺激で起こる場合は自然に治るが、すぐ沈静化させたい場合は神経興奮抑制剤に頼る。即効性のものは、精神病薬に一部あるのみで通常の症状には使用しない。心臓・肺・胃・膵炎・腹膜炎などの術後患者に起こることもあるが、回復とともに自然になくなる。中枢神経障害によるものでは、脳炎・てんかん・脳幹損傷の患者でも起きやすい。さらに横隔神経に刺激が加わる場合、これに隣接する内頚リンパ節・鎖骨下動脈・心膜などの障害で直接、あるいは、癌のリンパ節転移・大動脈炎波及などでも間接的に起こり得る。

2） 耳鳴（tinnitus）

いわゆる「耳なり」であるが、患者の訴えで初めてその存在を知らされる。セミの鳴き声・波の音・キーンという金属音など、患者が訴える音色・高低・強弱は様々である。耳鳴は、肉体的・精神的疲労や睡眠不足の他、不安・驚愕などの感情変化によっても起こり、自律神経を介して内耳血管の攣縮・弛緩による変化が原因と考えられる。耳性の場合は多少とも難聴を伴うことが多い。また進行性病態の一部では、高度耳鳴のために難聴になることもある。一般に

低音で断続性の耳鳴は伝音系障害、また高音で持続性の耳鳴は感音系障害にみられる。他方、血管拍動と一致して聴かれるものは循環障害によるものが多い。外耳や中耳の末梢聴覚の病変が内耳の感覚受容器に過剰刺激を与える場合と、感音系聴覚路に生じた病変が聴神経に異常刺激を送り続ける場合で、進行性退行病変も発生源になり得る。耳鳴と難聴は、抗生剤であるストレプトマイシンの過使用などによって、第8脳神経障害の副作用として出現することもある。多くは高音両側性で、服薬中止すれば自然に消失に向かう。その他、耳疾患および上記以外で耳鳴が起こる疾患としてはメニエール病・脳腫瘍・血圧異常・代謝障害（糖尿病・甲状腺腫・リウマチなど）・自律神経失調症などがあり、神経症・心身症・うつ病・ヒステリーなどでもみられる。

3) めまい（vertigo／dizziness）

医学的には「眩暈」とよぶこともある。誰でも多少とも経験はある症状の一つだが、病的にも様々な疾患でしばしばみられる症状の一つである。とりわけ重要な分類は、真性めまい、または回転性めまい（vertigo）と、仮性めまい（dizziness）またはめまい感というものである。もう少し具体的に言うと、自己または周囲の回転感を伴うめまい、フワッとするなどの表現の身体浮動感や「頭がフラフラする」といった類の感覚性めまい、そして失神に似て眼前が急に真っ暗になって気を失いそうになるか、実際その場に倒れてしまう不安感の伴うめまいの大きく3つに分類できる。随伴症状としての難聴・耳鳴・悪心嘔吐などの有無のチェックも必要である。回転性めまいで、それらが伴い精神的なストレス背景があれば、心身症としてのメニエール病なども考えられる。したがって、過労やストレスの有無などの問診や貧血・低血圧・起立性障害などの有無を確認し、必要なら血液検査や点滴を行いつつバイタルサインを確認し、増悪か症状改善がなければ救急搬送を早めに考慮する。

4) 頸部痛（neck pain）

本症状は、肩凝りと同様に、老若男女を問わず比較的多い。原因も多彩で、主に筋骨格系と神経系にある。疼痛部位や放散痛の有無などに注意し、上肢の運動感覚障害・歩行障害・下肢感覚障害のような脊髄症状の有無を確認する。既往歴では、事故や頭部打撲などの外傷・ムチウチ症の有無をはじめ、放射線

被曝・体重減少や発熱有無などにも留意する。整形外科疾患としての変性疾患にも注意が必要で、特に変形性頚椎症・椎間板ヘルニア・後縦靭帯骨化症・転移性腫瘍が稀ながら有名である。クモ膜下出血や髄膜炎などの髄膜刺激症状を伴う疾患の場合は生命にかかわる。その他、上腕神経叢障害として常時手指を細かく使う職種に多い胸郭出口症候群があり、痙性斜頚などの心因性の疾患もある。

5) 肩凝り・肩痛（shoulder stiffness / shoulder pain）

肩甲骨部位から項部への「つっぱった」感覚あるいは「こわばって痛い」不快な感覚の総称である。男女、特に同じ姿勢を長くとっている女性や運動不足の中高年、あるいはホルモン異常になりやすい中高年男女に比較的多い。特に姿勢異常では起きやすく、頚部の運動制限・疼痛・圧痛・頭部運動時の放散痛有無に留意する。頚肩腕症候群・変形性頚椎症・椎間板ヘルニアなどを除外する。その他の重要疾患に、狭心症・高血圧症・消化器疾患などの内科系疾患がある。さらに眼科（眼精疲労など）や精神科（緊張型疾患）でも、この訴えは多い。

6) 多汗・寝汗（hyperperspiration / night sweat）

発汗そのものは個人差が大きいが、生理的温熱性発汗と精神的発汗がある。前者は体格に強く関連し肥満者で、また後者で神経質者は多汗になりやすい。その他に、内科的疾患たとえば感染症・甲状腺機能亢進症・先端巨大症・低血糖などがあり、寝汗も出現することがある。寝汗は盗汗ともいい、結核症や極度の不安緊張状態でも生ずる。

7) 冷え性・のぼせ（feeling of cold / fullness in head）

顔面や頭部のぼせ感、あるいは手足冷感を症状として訴える。女性に多いが、生理前の自律神経失調症や更年期障害など内分泌的範疇に入ることが多い。特に問題となるのは貧血や血管障害であり、後者では膠原病としてのレイノー病や大動脈炎症候群が知られる。異常なのぼせ症は、上記の自律神経失調症や更年期障害などの他、異常な顔面紅潮（ほてり）と関連して多血症などの疾患を除外診断しなければならない。

(18) 末梢神経系疾患に対する治療と薬理
1) 神経による情報伝達
①自律神経系（中枢神経の指令を末端器官に伝える）
②運動神経系（骨格筋の収縮をつかさどる）
③感覚神経系（末梢組織で受けた刺激を求心性に中枢神経系に伝える）
④反射経路（脊髄を介して刺激に即座に反応する）

神経細胞は、細胞体とその突起からなりニューロンとよばれる。細胞体から細かく枝分かれした樹状突起（じゅじょう）、長く伸びた軸策（じくさく）の2種類の突起が出ている。樹状突起の表面には、別の神経細胞からの軸策の終末が連結してシナプスをつくり、そこで受け取った興奮を細胞体に向けて伝える。軸策は途中で側枝を出し、末端は多数の枝に分かれる。分かれた枝の先端は他の神経細胞や筋細胞などとシナプスをつくり、細胞体から遠方に興奮を伝えて他の細胞に受け渡す働きをする。神経終末には神経伝達物質を含んだ小胞が包まれていて、軸策を伝わってきた電気的興奮が到達すると、神経伝達物質を放出する。それには、アセチルコリン・ノルアドレナリン・カテコールアミン・GABA（γ-アミノ酪酸（らくさん））など様々な種類があり、その作用は受け取る側の細胞膜上にある受容体の種類によっても違ってくる。

2) 自律神経系と薬の作用

末梢神経系の一部として定義される自律神経系とは、循環器や消化器などの自律機能を制御する神経系であり、無意識的不随意的な機能に関与する。自律神経は心臓血管、消化管の筋や腺、その他の平滑筋などに加えて、ある種の内分泌腺や免疫器官にも分布してそれらの機能を調節し、求心路・中枢・遠心路の3つで反射弓を作る。これによって、次のように各器官を支配する。

①求心路：受容器（内臓にある知覚器の終末装置）→反射中枢
②中枢：脳または脊髄
③遠心路：中枢→節前線維…神経節…節後線維→平滑筋あるいは分泌腺

3) 自律神経の基本機能

一つは、生体内部環境のホメオスタシスの維持ということである。すなわち、血圧・血流・血液量・体液量・血液pH・酸素および炭酸ガス分圧・血糖

値・体温調節などに関与する。また自律神経系は交感神経系と副交感神経系とに大別され、両者は内臓諸器官を二重支配し、機能的にはほぼ拮抗的に作用する。神経節には、脊髄側の神経節（主に交感神経）、消化管や血管の中に位置する気管内神経節（主に副交感神経）などがあり、神経節に至る神経線維を節前線維、神経節から平滑筋や分泌線など実際に働く器官（効果器）に至る神経線維を節後線維とよぶ。また、節前線維と節後線維あるいは交感神経と副交感神経は、それぞれ伝達物質が異なる。自律神経のシナプス接合部での興奮伝達は、伝達物質の放出によって行われる。

　交感神経節前線維の末端と副交感神経節前・節後の末端からは、アセチルコリンという伝達物質が放出され興奮が伝えられるが、それを放出する線維をコリン作動性線維という。一方、交感神経節後線維の末端からはノルアドレナリンという伝達物質が放出され、その線維をアドレナリン作動性線維という。

　放出された神経伝達物質はシナプス間を拡散して広がり、各々のレセプターに特異的に結合し情報伝達物質としての機能を発揮する。

　アドレナリンとノルアドレナリンは、ドパミンとともにカテコールアミンとして総称される。カテコールアミンは各々が似た生理作用を示すが、組織にあるその受容体にはαとβという別々のタイプがある。

　4）　自律神経系に対する薬物の作用

　シナプス、すなわち節前・節後ニューロンの近接箇所（神経節）はニコチンに対して特に敏感であり、その使用によって麻痺が起こる。しかし神経線維は影響を受けない。そこで、ニコチンをある部位に注射することによって、シナプスの位置を決定することができる。交感神経β受容体遮断薬としてのプロプラノロール（インデラル）も、交感神経系の心臓促進作用に拮抗し心拍出量を減少させ、血管収縮作用にも拮抗して血管を開くことにより血圧を下げる。

（19）　神経・筋骨格系疾患の主要症状と病理

1）　背部痛（back pain）

　背中に感じる痛みの総称で、椎間板ヘルニア・脊椎変形症・脊椎分離すべり症・脊椎管狭窄症・後縦靱帯骨化症・肋間神経痛・脊椎側弯症などの整形外科

的疾患や神経疾患で生じやすいが、重大な内科的疾患でも背部痛が放散痛として起こることがあるので注意すべきである。腹部臓器で急性膵炎・慢性膵炎・急性胆嚢炎・胆石症など、胸部疾患では急性心筋梗塞・狭心症・大動脈炎・解離性大動脈瘤・胸膜炎などの関連痛として生じることが比較的多い。その他、癌の脊髄・脊椎骨への転移でも疼痛をきたす。

 2）　腰痛（lumbago）

 症状の位置が下にずれるだけなので、前述の背部痛と重複する疾患が含まれている。しかし訴えとしては多く、また内科とのかかわりも同様に深い。疼痛の発生機序に従い、骨・軟骨・靭帯あるいは筋に異常があって局所痛を生じる場合と脊髄・神経根からの神経障害、そして上述の内臓疾患に起因する関連痛の3つに分けられる。腰椎と仙椎がかかわるので整形外科的疾患は増え、内科・外科的疾患にも膵炎や胆石症などの関連痛の他に、泌尿器や生殖器・婦人科系の疾患が加わる。泌尿器系では、位置的にも近くに存在する各種腎疾患、特に多いのが尿路結石で症状が起こりやすい。この場合、まず側腹部から腰部にかけて強烈な痛みが走る。同じく激烈な疼痛として知られるのが、背部痛でも述べた椎間板ヘルニアである。脊椎変形症と腰椎の骨粗鬆症は高齢者に多く、後者では圧迫骨折が生ずると疼痛を感じる。脊椎分離すべり症は、椎間板ヘルニアと同様に神経圧迫症状として起こる。癌の脊髄・脊椎骨への転移でも疼痛をきたす。その他、内科系では多発性硬化症があり、帯状疱疹では神経痛として症状が出現する。また、腎盂腎炎では肋骨と脊椎骨に疼痛が起こり、叩打痛（叩くと響く痛み）がある。子宮位置異常・月経・妊娠・子宮筋腫・子宮癌・卵巣腫瘍・子宮内膜症・骨盤炎など、女性生殖器疾患でも腰痛が起きやすい。

 3）　関節痛（arthralgia）

 非常に多い訴えの一つであるが、必ずしも外科的疾患の症状とは限らないという点が重要である。例えば単純に整形外科的疾患に由来するものは省略するが、他で多いものは感冒での発熱時関節痛は一般に誰でも経験する。その他の疼痛で有名なものに、関節リウマチや痛風発作がある。いずれも激烈な痛みであるが、前者は慢性に経過し自己免疫疾患の膠原病に分類されており、後者は急性一過性であるが再発も多く、その原因となる高尿酸血症は生活習慣病にも

入るため発症予防が可能である。病理学的にいえば、関節痛は関節そのものの障害によってももちろん起こるが、その周囲の滑膜・筋・筋膜・腱・靱帯などの障害によっても生ずるのである。関節そのものの障害によって起きる関節痛は、運動や体重が直接かかる動作で増強し安静によって軽減するが、周辺組織の障害では、関節を特定位置に移動した場合に疼痛が強く、関節自体の運動での痛みはあまり感じない。

4) 四肢のしびれ・痛み (dysesthesia／pain in extremities)

しびれの他に四肢痛という感覚もあるが、どちらも四肢に外科的異常がなくとも、周囲の皮膚・筋あるいは血管などの疾患で生じ得る。しびれは、感覚鈍麻として考えられる場合が多い一方で、感覚過敏・感覚異常でも感じ得る。いずれにせよ、主観的訴えのみで神経学および血液学的検査無しでは、診断自体を下せない。さらに考慮すべきは、中枢神経性・末梢神経性・循環障害性を判別することである。感覚障害の一つであるので、しびれの性質・出現の仕方・範囲・持続時間・増悪および寛解因子を聞き、続いて痛覚・触覚・温度覚などの表在感覚・振動覚・位置覚・運動覚・深部痛覚・複合感覚として二点刺激識別覚を考慮する。いずれも被検者の反応が指標となるので、その協力性・性格傾向・精神状態などが判定や評価に大きく影響してくる。手袋や足袋を履いたような感じを訴える場合、末梢性ニューロパチー（神経炎）が疑われる。糖尿病・アルコール・偏食などによる中毒・代謝異常が多い。末梢循環障害不良の際には、しばしばレイノー現象がみられ、膠原病を伴っていることもある。

5) 手足のつり (spasm of extremities)

下肢のつりは多くの人々が経験することであるが、ほとんどは病的意義が少ない。ただ疼痛を伴うことが多いし、生活習慣・神経内科的問題や電解質異常などの問題も隠れていることもあるため、頻回に起こる場合などは単に「四肢がつった」と軽く流してばかりもいられない。一般に本症状は、夜間就寝後に下肢の伸展位をとった場合にふくらはぎ（腓腹筋）に起こる筋れん縮のことで、俗に「こむらがえり」ともいう。一般には過激な運動後、発汗を伴う疲労時、妊娠中など、また病的には糖尿病・坐骨神経痛・脊髄疾患を有する者に起きやすい。歩行に際して起こる場合には間欠跛行という下肢の末梢循環不全による

ものである。また屈筋れん縮の際はテタニーも考え、開口不全がある時は破傷風の可能性もある。心因性の過換気症候群でも手指のしびれやつりを訴えることがある。動作開始時に手指がつる場合は筋硬直症であることもある。いずれにしろ詳細な問診や検査が確定診断には必要となる。筋のれん縮による場合、原因は血清電解質すなわちNa・Cl・Ca等のイオン低下によることもある。重症時はてんかん発作や呼吸性アルカローシス、ときにヒステリーも考慮する。

6) 四肢麻痺（quadriplegia）

一般に麻痺は、観点別に幾つかの分類ができる。随意運動がまったく不能な完全麻痺、随意運動がある程度可能な不全麻痺、筋緊張と腱反射亢進を伴う痙性麻痺、筋緊張と腱反射減弱もしくは消失を伴う弛緩性麻痺、四肢の一つの麻痺である単麻痺、一側半身の麻痺である片麻痺、身体の一部が対称性に麻痺が起こる対麻痺（両麻痺）などがある。どの部位の運動麻痺なのか、痙性麻痺なのか弛緩性麻痺なのか、持続的なのか、日常生活のどういう時に起こるのか、仮性筋肥大の所見があるかなどの問診が重要である。適切な検査と筋力などの測定も必要である。一過性麻痺には、高アルドステロン症や甲状腺機能亢進症に合併する周期性四肢麻痺が、K異常のため過労や過食に続いて起こることが多い。強烈な腹痛を伴う弛緩性四肢麻痺の場合で、特にバルビツール系睡眠薬によって惹起された場合は、急性間欠性ポルフィリン症が疑われる。感染症の後、数週間で下肢に始まり上肢に向かって移行する麻痺の場合はギランバレー症候群、また近位筋の萎縮が著明で遠位筋はひどくない場合は多発筋炎の可能性がある。忘れていけないのは慢性に進行する麻痺である。筋萎縮と脱力がある場合、進行性筋ジストロフィー症・筋萎縮性側索硬化症（ALS）がある。

7) 歩行困難（歩行障害）（gait disturbances）

歩行は、身体麻痺・運動失調・筋力低下、その他の症状が総合されて特徴的な様相を呈するので、診断には歩行時の詳しい観察が不可欠である。特に歩行時姿勢・腕の位置、動作および円滑性・歩幅・左右の足の開き・運足の性質・直立性・急停止・急旋回などの特徴も注意してみるべきである。歩行の種類には、足を伸ばし切ったまま引きずって歩く痙性歩行・小刻みに足底を引きずって歩く小歩症・無意識に足を高く上げたり、もつれたり、よろめいたりする失

調性歩行・足を高く上げてつま先からダラリと下ろしてゆっくりと歩く麻痺性（弛緩性歩行）といい鶏足（けいほ）ともいう。その他、骨盤で大きく弧（こ）を描き状態を振りながら歩くアヒル歩行・よたつき歩行、あるいは奇妙で誇示的に歩くヒステリー性歩行など多くある。歩行そのものは筋骨格系および神経性の障害で歩けなくなるものである。しかし、これにも整形外科的疾患以外の疾病が潜んでいることがある。小歩症などは錐体外路系（すいたいがいろ）の変性疾患であるパーキンソン病に特徴的であるが、それ以外にも失調性歩行や痙性歩行などをみれば小脳疾患・脳血管障害・心疾患そして間欠跛行（はこう）をするバージャー病などの血管循環障害などに気をつける。さらに老人性の認知症（にんち）（痴呆）、メニエール病やヒステリー性歩行障害などの心因性疾患にも留意する必要がある。

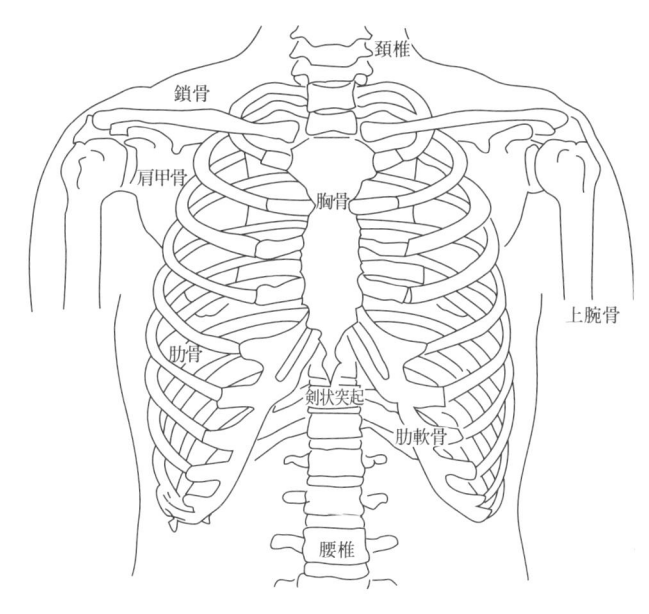

図 2-11　胸部骨格系図

（20）　神経・筋骨格系疾患に対する治療と薬理
1）　筋弛緩薬・局所麻酔薬
筋弛緩薬（きんしかん）には、中枢性と末梢性の 2 種類がある。

中枢性筋弛緩薬は、外傷性・炎症性・神経性（脳血管障害・脳性麻痺・パーキンソン病等）の筋攣縮に用いる。脊椎における多シナプス反射（運動神経シナプスの遮断）を抑制することによる。

末梢性筋弛緩薬は、麻酔時および気管内挿管時の筋弛緩などに使われる。その他、骨折や脱臼の整復時・精神科における電撃療法での筋弛緩・腹部腫瘍診断時の筋弛緩・咽頭痙攣にも用いられる。

2) 局所麻酔薬

神経細胞の近傍に投与すると、神経の刺激伝導を可逆的に遮断する。局所麻酔薬は痛覚などの知覚を選択的に麻痺させることを目的とする薬剤で、表面・浸潤・伝達・脊椎・硬膜外の麻酔として用いられる。主要なものに塩酸リドカイン（キシロカイン）があり、皮膚表面・浸潤・硬膜外・脊椎などで使う。

3) 骨粗鬆症とその治療

骨粗鬆症は、骨質の減少により骨が希薄化して脆い状態になることで、そのため全身にわたって骨折をしやすくなる。女性の場合、50歳前後の閉経期にほぼ一致して加速する骨量減少によって生じる閉経後骨粗鬆症がある。近年は閉経前後の女性の骨粗鬆症に伴う圧迫骨折、若年女性の無理なダイエットによる骨粗鬆症が問題となっている。それは生理的骨量減少に加えて、遺伝素因・閉経などの内分泌的素因、運動などのメカニカルストレスおよび栄養などが相互に関与している。宇宙飛行士の骨量低下も無重力下での力学的負荷低下によるものである。予防には、バランスよい食事に加え1日最低でも600mgのCa摂取が必要とされる。特に閉経後女性高齢者、成長期児童および妊娠期女性においては1日800mg以上のCa摂取が望まれる。また、早期からの適度な運動は筋力増加をもたらすのみでなく、歩行バランスや協調運動を改善し、転倒による骨折防止や不良姿勢に伴う腰痛軽減にもつながる。

加齢に伴う退行性骨粗鬆症が主だが、副腎皮質ステロイドによる薬物性もある。前者には、以下のホルモンが関与する。

①カルシトニンは甲状腺の傍濾胞細胞から分泌されるホルモンで、血漿Ca低下を起こす。骨吸収や骨代謝回転も抑制するので、骨量低下を抑え骨粗鬆症で起こる腰痛への鎮痛作用も持つ。薬剤としてエルシトニン等がある。

②エストロゲンは卵巣から分泌される女性ホルモンの一種で、閉経に伴って減少するので閉経期直後から服用する者もいる。エストラジオールや結合型エストロゲン（プレマリン等）を内服する。

③プロゲステロンは、骨のグルココルチコイド受容体に結合して骨吸収を抑制する。乳癌のようにエストロゲン投与ができないときにも使用される。また、エストロゲン単独投与による有害作用（子宮癌発生など）の危険を弱めるためにも併用して用いる。

④ビタミンDの中でも85％を占める皮膚合成のD_3は、血中蛋白質と結合して肝臓・腎臓を通るうちに「活性型ビタミンD_3」（カルシトリオール等）に変化する。治療には、これらとその誘導体が使用される。小腸でのCa吸収・骨吸収と骨形成の調節・腎尿細管でのCa再吸収を増加させる。

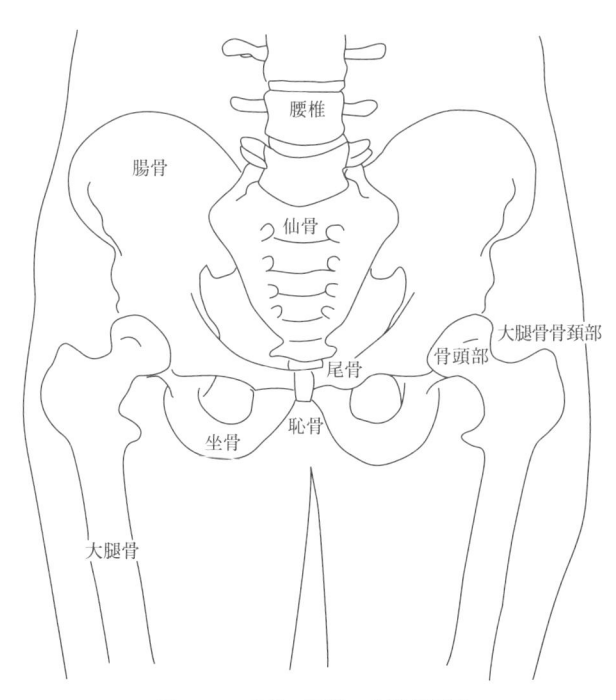

図2-12　骨盤・腰椎・大腿骨系図

⑤イプリフラボン（オステン等）は、直接に骨吸収を抑制、また間接的にカルシトニン分泌能を増強して骨吸収を遅らせ、骨量減少を改善する。

(21) 腫瘍（とくに悪性腫瘍）性疾患の主要症状と病理
1) 嚥下困難（dysphagia／difficulties of swelling）
「食べた物がのどでつまり、呑み込めない」という症状だが、食物を口から胃に送り込む一連の随意または不随意筋の運動障害である。したがって嚥下困難には、呑み込むという動作を阻害する脳神経麻痺や舌・頬筋・軟口蓋・咽頭筋麻痺が原因としてあり、その他に口に入れた食物が炎症・腫瘍などの疼痛で呑み込めない場合と、食道癌などが原因で「呑み込んでも胸のところでつかえ、胸焼けや痛みがある」という食道通過障害もあることを理解する。

2) 嗄声（hoarseness）
故意にではなく、普通に出した声が「常にかすれている」という状態である。音色障害に属し、発声はできる状態である。喉頭の炎症や腫瘍・外傷の他、喉頭筋の神経障害、発声器の過労や衰弱時にもみられる。

3) 頚部腫脹（swelling of neck）
「首が腫れる」状態で、頚部といっても広いので、その部位が問題となる。臨床上もっとも問題となるのは悪性腫瘍であるが、甲状腺癌・唾液腺癌・悪性リンパ腫などがある。もちろん癌のみで腫脹が起きるわけではなく、リンパ節炎などの炎症や甲状腺機能亢進症、あるいは単純性甲状腺腫のような疾患でも首が腫れる状態になる。

4) リンパ腫（lymphadenopathy）
正常時あるいは感冒などでも多少は腫脹が認められることがあり、頚部や鼠径部では日常的な感染症の関門として、小指から示指頭大のリンパ節を数個は触知する。この大きさが正常範囲を超える場合や様々な部位のリンパ節が腫脹している場合、または硬度異常や発赤・疼痛などを認める場合などで病的意義を有すると考えて対応する。このようなリンパ節腫脹の拡がり具合や進展の度合、発熱や炎症の付随状況、硬度や可動性などをチェックする。リンパ節腫脹は、結核などの感染による炎症・腫瘍・アレルギーや膠原病・物質代謝異常に

際して確認される。異常物質の関門としての役割から、リンパ節腫脹がみられる場合はその周囲の病変（原発巣）を想定して早期に検索しなければならない。局所的に限らず広範に、また硬度・数的異常や可動性制限、さらに全身症状の悪化を伴って出現している場合は悪性腫瘍や悪性リンパ節腫を疑う。悪性リンパ節腫ではホジキン病や非ホジキン病、悪性腫瘍ではあらゆる種類で起こり、白血病でもみられる。また膠原病では、SLEなどでしばしば認められる。

(22) 腫瘍（とくに悪性腫瘍）性疾患に対する治療と薬理
1) 抗癌剤
主要なアルキル化剤は、DNA自身をアルキル化（炭化水素鎖を付加）し複製を抑制する。DNA複製が障害されると、細胞は増殖できなくなる。
①シクロフォスファミド（エンドキサン等）
肺癌・乳癌・卵巣癌・悪性リンパ腫・骨肉腫・リンパ性白血病・多発性骨髄腫などに使用される化学療法薬である。
②ブスルファン
慢性骨髄性白血病や真性多血症に対して使用される化学療法薬である。
2) 代謝拮抗薬
RNAやDNAの生合成を阻害することにより抗癌作用を発現する。それらの材料となる葉酸・プリン・ピリミジンに構造的に類似し、結果的にこれらを基質とする酵素反応を阻害して、正常なRNA・DNA合成を抑制する。
①メトトレキサート
白血病・絨毛癌に使用される化学療法薬で定期的かつ高用量で投与される。
②フルオロウラシル（5-FU）
消化器癌・乳癌・子宮癌に使用される化学療法薬である。代表的な代謝拮抗剤で、細胞の核酸合成に必要な物質とよく似た構造をもち、間違ってこれを取り込んだ癌細胞は核酸代謝ができずに増殖が妨害される。
③メルカプトプリン
急性や慢性の骨髄性白血病などに使用される化学療法薬をいう。

3) 抗生物質

主に DNA 二重鎖に入り込み、DNA あるいは RNA の合成を阻害する。腫瘍細胞に対し比較的、選択的に働く傾向をみる。

①マイトマイシン C

慢性リンパ性白血病・慢性骨髄性白血病のほか、他剤と併用して一般の癌に使用される化学療法薬である。

②ブレオマイシン（ブレオ）

皮膚癌・頭頸部癌・肺癌・食道癌・子宮頸癌・悪性リンパ腫・神経膠腫・甲状腺癌などに使用される。

4) 麻酔性鎮痛薬

アヘンアルカロイド（opium alkaloids）は、ケシの未熟果皮の乳液を乾燥したもので、モルヒネ、コデインなど約20種類のアルカロイドが含まれる。

①モルヒネ morphine

痛みに対する感受性が鈍くなるのが特徴である。中枢神経抑制により鎮痛作用と共に催眠作用、精神活動の低下が現れる。延髄に作用して呼吸抑制・鎮咳が起こり、消化管系では便秘・胆汁分泌減少がみられる。モルヒネは間欠的で鋭い痛みよりも、持続性の内臓痛や鈍痛に対してより有効に作用する。痛みに対する不安・不快・緊張を消失させ、陶酔感も伴うため依存性になりやすい。末期癌における鎮痛に硫酸モルヒネの徐放性製剤（MS コンチン）がよく使われる。癌患者の痛みの治療目標は患者が激痛から解放され、できるだけ平常に近い日常生活がおくれるよう QOL が向上することである。

②コデイン codeine

鎮痛作用はモルヒネの約6分の1であるが依存性が少なく、呼吸麻痺や便秘をきたす傾向が少ない。古くから使用されている鎮咳薬で、脳の咳中枢の興奮を抑え頑固な咳を鎮めるのに重宝される。リン酸コデイン等として内服し、鎮痛作用があり下痢も抑える。しかし連用による薬物依存症には注意し、改善すれば1日用量を徐々に減量し服薬中は自動車運転などしないように注意する。

5) 合成麻薬 synthetic narcotics

化学的に合成され、麻薬に指定された薬物である。

①ペチジン pethidine

鎮痛効果はモルヒネの約10分の1であるが、モルヒネと異なり平滑筋弛緩作用があるので、胃腸・胆嚢・尿管などの仙痛に対して有効である。モルヒネ同様、骨折痛や激しい筋肉痛に対しても用いられ、麻酔前与薬にも利用される。依存性が少なく有害作用も軽微であるが、大量投与では呼吸麻痺をきたす。

②フェンタニール fentanyl

麻酔用鎮痛薬として開発されたモルヒネ代用薬で、モルヒネ・ベンジンよりも鎮痛作用が強く、呼吸抑制作用は短時間で消失するので広く利用される。

6) 非麻薬性合成鎮痛薬 non-narcotic synthetic

①ペンタゾシン pentazocine（ペンタジン、ソセゴン等）

中枢神経の刺激伝導系を抑制し鎮痛効果を現す。癌に伴う激しい痛みも抑える。麻薬性鎮痛薬の拮抗薬として開発されたが、人間では強い鎮痛作用を現す。このためモルヒネの代わりに使われ、その2分の1の効果もあり作用時間も短い。麻薬ほどではないが依存性は示すので、やはり注意を要する。

②プレノルフィン buprenorphine（レペタン等）

麻薬拮抗性鎮痛薬で強力な鎮痛作用をもつ。癌性疼痛のみならず、虚血性心疾患の際の激痛などにも用いられる。

(23) 救急疾患の主要症状と病理

1) 失神（syncope）

一過性の脳血流障害による意識消失発作である。救急処置を要する原因も含まれるので、血圧低下・不整脈・呼吸困難・チアノーゼ・胸痛・貧血・腹痛の有無、発汗・頻脈などの低血糖症状の有無などの所見が重要となる。

2) 意識障害（disturbance of consciousness）

意識が一時的に失われる状態を失神、完全に消失した病態を昏睡といい、この間に様々な病状がある。一過性のものは上述のとおりだが、ここでは持続的な意識障害の内容の概要について述べる。まず「意識レベル」については緊急に判定しなければならない。意識が清明であればすぐには生命の問題はないが、当初から低かったり増悪の方に変化していく場合は極めて危険である。つ

まり発症時の程度と経過の正しい把握は必須である。その確認には幾つかの方法があるが、III-3-9度方式（JCS）や Glasgow Coma Scale がよく使われる。意識障害をきたす疾患は頭蓋内病変のみでなく、頭部外傷や脳血管障害の他にも、糖尿病性昏睡やインスリン自己注射の例では低血糖発作、肝や尿毒性の代謝性昏睡や自殺目的の薬物・農薬・一酸化炭素・アルコール中毒も同様にみられる。循環器性では心不全やショックが多く基礎疾患をもつことが多い。呼吸器でも、気管支喘息・気管内異物による窒息・重症肺炎など感染症で意識障害が生ずる。その他、失神・てんかん・熱射病またヒステリー性の心因反応でもみることがある。対応は救急車を呼び救急治療の場に搬送し、脈拍・血圧・体温などのバイタルサインの頻回チェックを行い、一次救急（救急隊が来る前に誰もが行うべき人工呼吸や心臓マッサージなどの基本処置）に迅速に自らが対応する覚悟と知識・行動、そして勇気が肝要である（図2-13）。

表2-2　意識レベル（JCS: Japan Coma Scale）

軽度	中等度	重度
（刺激しないでも覚醒している）	（刺激すれば、覚醒する）	（刺激を加えても覚醒しない）
レベル1：意識清明とはいえない（完全に正常とはいえないがほぼ正常）	レベル10：指示に従った運動をし、言葉も出るが間違いが多い。	レベル100：痛み刺激に対し払いのけるような動作をする。
レベル2：見当識障害がある（質問には答えるがどこかぼんやりしている）	レベル20：手を握れなどの簡単な命令には応ずることができる。	レベル200：痛み刺激で手足を動かしたり顔をしかめたりする。
レベル3：自分の名前や生年月日が言えない。	レベル30：呼びかけを繰り返すとかろうじて開眼する。	レベル300：痛み刺激に反応しない。

3）　チアノーゼ（cyanosis）

皮膚や粘膜が紫青色から暗赤色に変化した状態をいい、臨床的にこれが全身にわたって確認され、呼吸や意識も異常な時は緊急とみなすべき重要な徴候の一つである。血液1dlつまり100ml中に酸素と結合していないヘモグロビン、すなわち還元Hbが5g以上存在する時に出現する。また、動脈血酸素飽和度

が70％以下、PaO_2 が40mmHg以下でも認められる。最初は口唇や手指に、また重症時は顔や頚部はじめ全身性に皮膚が紫青色に変色する。

(24) 救急疾患に対する診断・検査・治療と薬理
1) 検査・診断薬

病気に罹患した時は、医師が原因・程度などについて種々の検査を行ってデータを集め、病状の正確な把握をして治療方針を決め、さらに病気の推移について見通しを立てるため新たな精査が必要となることがある。その精査で、診断や生体機能を調べるために行う際に用いられる医薬品を診断用薬という。

診断用薬としては、①X線造影剤（イオパミロン等を末梢静脈に注入）、②機能検査用試薬（内臓などの機能を調べるために行う検査薬：肝機能や腎機能検査でのインドシアニングリーンやパラアミノ馬尿酸ナトリウム等）、③その他の診断薬（放射線医薬品など）がある。これらはヨード系造影剤に過敏症の既往歴のある患者や重篤な甲状腺疾患のある患者には禁忌である。副作用には嘔気・発疹・潮紅・掻痒などのアナフィラキシー様症状がある。一般に高齢者では生理機能が低下しているので患者の状態を観察しながら慎重に投与する。妊婦または妊娠可能性のある婦人には診断上の有益性があると判断される場合にだけ投与し、授乳婦への投与も避けることが望ましい。

放射線医薬品とは、検査や診断の目的で放射性同位元素を標識した薬品のことで、ヨウ化Naのように甲状腺シンチグラフィでの甲状腺疾患の診断やヨード摂取率による甲状腺機能検査などに使われる。

2) 救急蘇生における知識と救急薬

体内の水分は体重の約60％、その分布は細胞内液に40％、細胞外液として50～60％ほど含まれる。血液は血漿と血球細胞（赤血球・白血球・血小板）からなり、血液量は体重の8％ほどである。循環血液量減少性ショック（出血性ショック）について、人間は一般に10％の血液を失うとショック状態に陥り、30％を失うと生命に危険をきたす。出血などによって体が必要とする酸素や栄養が十分に供給できない状態をショックといい、循環血液量の急激な減少による場合を出血（失血）性ショックとよぶ。臨床症状として、低血圧・末梢部位

の冷感・脈が弱く速い・粘膜乾燥などが挙げられる。出血多量や細胞外液の不足などで急性の低血圧に陥れば、輸液・輸血と共に末梢まで血液を送る必要が生じ、比較的少ない出血であれば乳酸リンゲル液などでの補充もできる。心収縮力を高め、かつ主要臓器への血流量が確保できる薬物を使用する。このような際にはカテコールアミン系の薬物（ドパミンやドブタミン）が使用されるが、カテコールアミンとは生体がショックなどのストレスに曝（さら）された時に分泌される物質（ノルエピネフリンやエピネフリン等）の総称である。

　急性アルコール中毒・火災による火傷・交通事故・自殺など、予期せぬ時に生命の危険に曝される事態では、少量で有害作用を除去する薬物を緊急で適切に用いるべきである。このような救急薬については、救急医療の場に運ばれてくる患者はその疾病の種類が幅広いばかりではなく、緊急性・重症度ともに多様である。そのため多種の医薬品が必要とされることが多いが、速やかに適切な使用ができるように、常備薬の種類はなるべく必要最少限で定期的に在庫確認と整理がなされ、医療過誤の危険性を極少にする。

　3）　循環器系に作用する薬剤

　生体がショックなどのストレスに曝されると、全身の交感神経末梢からノルアドレナリン、副腎髄質からエピネフリン（アドナレリン）、ドパミン作動系からドパミンが分泌される。これらのカテコールアミンは、分泌された近くの交感神経受容体に直接、また血流に乗って全身の交感神経受容体に作用し生体をストレスから守ろうと働く。したがって心停止、ショックや急性心不全などの緊急時に心拍を再開し心収縮を強め、血圧を上げる治療薬として投与される。

　4）　心不全

　ある器官が、その役目を十全に果たすことができなくなった状態を、医学上「不全」とよぶ。心臓は身体の隅々にまで血液を送って全身の代謝を支えるのが役目である。心不全とは心臓が組織へ送る適切な血流を維持できず、そのため全身の組織に栄養と酸素を供給できない状態のことである。したがって、心不全とは本来は病名ではなく、様々な原因で心臓が全身の酸素需要を満たせない病態により症状が出る症候群である。しかし心不全の原因となる疾患は多種で、生理学的に不明な点もある。臨床上は発症様式から急性心不全、慢性心不

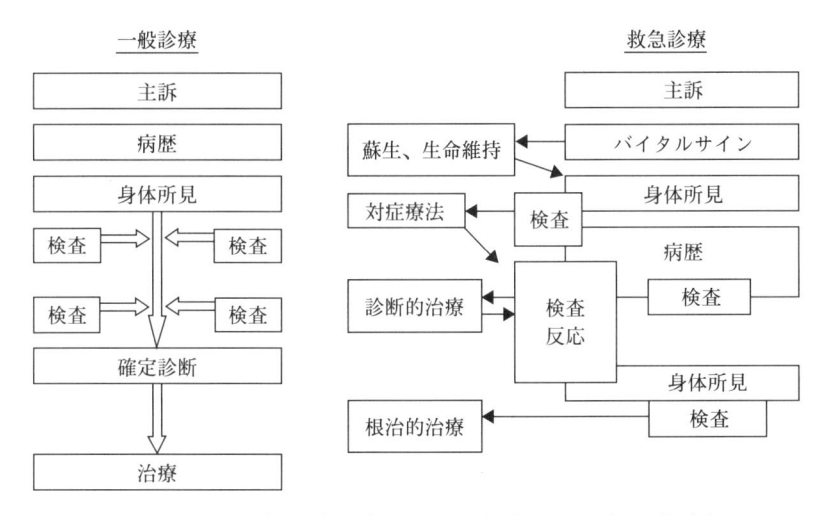

図 2-13　一般診療と救急診療における診断プロセスの流れの相違点

全とその急性増悪に分けられる。特に救急で重要なのは、急性心不全と慢性心不全の急性増悪である。急性心不全の基本病態は、肺うっ血に基づく低酸素血症と呼吸困難・左室収縮力低下による心拍出量低下であるから、まず行うべき救急処置は次のようになる。①原因や誘因が判明するまでは対症療法②心電図モニター、パルスオキシメーター（酸素飽和度）、酸素投与（酸素マスク）、末梢静脈ルート確保などがある（図 2-14）。

5）疾病の急激な変化に対応した薬物治療

けいれんで、脳の電気刺激が脳全体に及ぶ場合を全般発作、脳の一部から異常が発生する場合を部分発作という。大発作（筋肉の全身性けいれんを起こす）では間代性・強直性・強直間代性（けいれん重積発作）のような全般発作が、小発作（小さな筋肉の動きや平滑筋のみが収縮する）では欠伸発作・非定型欠伸発作・ミオクロニー発作などの部分発作が多くなる。

6）救急における呼吸困難の原因と治療

咽頭粘膜浮腫は、その皮下組織に細胞外液が異常に貯留した状態で、それにより呼吸困難が起こる。したがって気道閉塞を防ぐため、エピネフリンを皮下注射し気道閉塞による換気障害を改善する。

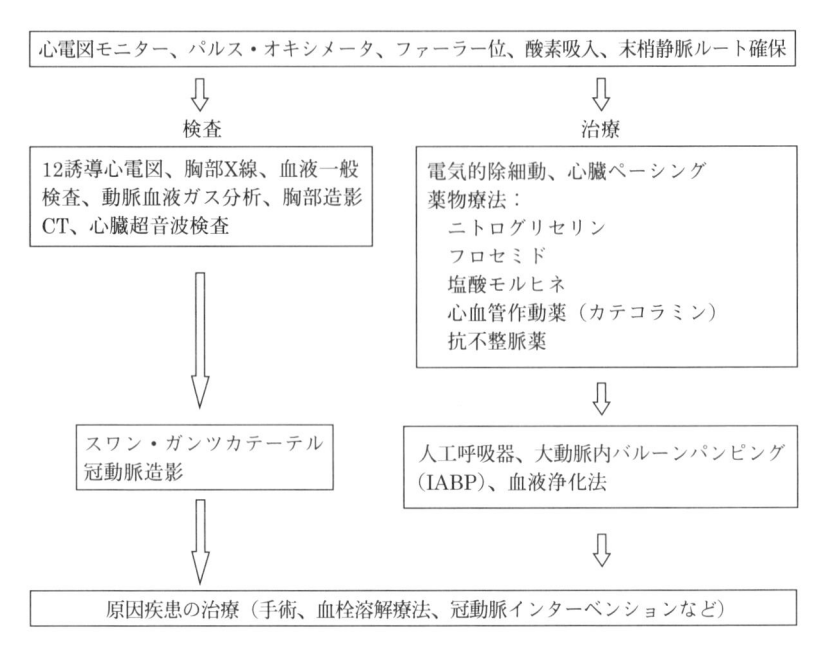

```
┌─────────────────────────────────────────────────────────────┐
│ 心電図モニター、パルス・オキシメータ、ファーラー位、酸素吸入、末梢静脈ルート確保 │
└─────────────────────────────────────────────────────────────┘
        ⇩                              ⇩
       検査                            治療
┌──────────────────────────┐  ┌──────────────────────────┐
│ 12誘導心電図、胸部X線、血液一般 │  │ 電気的除細動、心臓ペーシング        │
│ 検査、動脈血液ガス分析、胸部造影  │  │ 薬物療法：                    │
│ CT、心臓超音波検査          │  │   ニトログリセリン              │
│                          │  │   フロセミド                  │
│                          │  │   塩酸モルヒネ                  │
│                          │  │   心血管作動薬（カテコラミン）       │
│                          │  │   抗不整脈薬                  │
└──────────────────────────┘  └──────────────────────────┘
        ⇩                              ⇩
┌──────────────────────────┐  ┌──────────────────────────┐
│ スワン・ガンツカテーテル       │  │ 人工呼吸器、大動脈内バルーンパンピング │
│ 冠動脈造影                 │  │ （IABP）、血液浄化法             │
└──────────────────────────┘  └──────────────────────────┘
        ⇩                              ⇩
┌─────────────────────────────────────────────────────────────┐
│ 原因疾患の治療（手術、血栓溶解療法、冠動脈インターベンションなど）          │
└─────────────────────────────────────────────────────────────┘
```

図 2-14　急性心不全など心臓疾患関連の救急処置の一般的流れ図

表 2-3　けいれんをきたす疾患

脳の器質的疾患	脳の機能的疾患
周産期脳障害、頭部外傷	体液・電解質異常、中毒
先天性・遺伝性疾患	各種代謝性疾患、熱中症
脳血管障害、変性疾患	脳循環障害、真性てんかん
中枢神経感染症、脳腫瘍	ヒステリー、小児の熱性けいれん

　肺塞栓症(はいそくせん)は、下肢や骨盤などの深部静脈にできた血栓が静脈血流にのって流れ、肺動脈を閉塞し急性および慢性の肺循環障害を生じ呼吸困難を起こす。したがって早急に血栓を溶解し血流を再開する必要があり、血栓溶解薬のウロキナーゼを静脈内に点滴投与し血栓を溶解して血流を再開する。また抗凝固薬のヘパリンを静注か皮下注で投与し、血栓進展を防止するのも一法である。
　重篤な気管支喘息・喘息重積状態では呼吸困難が悪化し、気道閉塞によって

表 2-4 呼吸困難をきたす疾患

部位・原因	疾患名
気　道	咽頭腫瘍、浮腫、アナフィラキシー・ショック、咽頭炎
肺	気管支喘息、気管支炎、肺気腫、肺炎、ARDS、肺塞栓症など
心　臓	うっ血性心不全、心筋梗塞、狭心症など
血　液	貧血、異常ヘモグロビン血症など
代謝性	糖尿病性アシドーシス、肝性昏睡、尿毒症など
神経・筋	脳血管障害、重症筋無力症など
心因性	過換気症候群、神経症（パニック障害、ヒステリー）など
その他	ガス中毒、酸素欠乏、薬物中毒など

呼吸停止になるおそれがある。発作を速やかに抑制するため気管拡張剤を点滴静注で投与し、気管支平滑筋を弛緩させ気道閉塞による換気障害を改善する。エピネフリンを皮下注で投与しショック症状を軽減し、即効型β受容体刺激薬吸入によって気管支平滑筋を弛緩させる。また重症ではステロイドを静注投与し、気道の炎症や浮腫の進展を抑えることが必要になる。

　7）糖尿病の急性増悪による昏睡

　糖尿病患者にみられる昏睡は、高血糖型昏睡と低血糖型昏睡の2つのタイプがあり、緊急処置の内容がまったく異なる。前者では、糖尿病の未治療やインスリンの急な中止などの理由によって血糖値が異常に高くなり過ぎた場合に起こる。したがって、即効型インスリン製剤を少量持続投与法で与えインスリン作用の不足を補う。ただし、急激な血糖値低下の可能性に注意しなければならない。K補給は、インスリン治療が効果を示してくると、低K血症が起きるので予防的に点滴投与する。グルコースの嫌気性解糖によって生じる乳酸が血中に蓄積すると昏睡に陥りやすい。この昏睡は死亡率が高いので、大量の炭酸水素Naがアシドース中和のために投与される。

　一方、後者はインスリンや経口糖尿病薬の量が多かったなどの場合に起こり、すぐに血糖値を上げる必要がある。ブドウ糖注射または砂糖の入った吸収のよいジュースや飴などを摂取させる。意識障害がある場合は、ブドウ糖溶液を静注または点滴投与し血糖値の維持を図る。グルカゴンは皮下注で投与し血

糖値を上昇させる。副腎皮質ステロイドも皮下注で投与し、インスリン製剤の作用を減弱させ血糖値上昇を促す。

8) 食中毒に対する治療

　急性中毒は、人体に有害な物質が取り込まれることにより、急激に発症する。このうち食物を介して毒物が侵入するのが食中毒である。食中毒には細菌性とウイルス性があり、その他に有毒キノコやフグ毒などによる自然毒、ヒ素・メタノールなどによる化学性の食中毒がある。中でも圧倒的に多いのは細菌性食中毒で、原因菌の毒素産生の有無によって感染型と毒素型に分けられる。

　感染型食中毒は、食品中で増殖した菌が体内に入り腸管内で毒素を産生し、さらに上皮細胞に進入し下痢を起こしたりする病態である。グラム陰性桿菌で牛・豚・鶏や卵などに多いサルモネラ菌があり、症状には臍部周辺の腹痛・下痢・発熱がある。症状は一般に軽症であるため、治療は対症療法として水分と電解質補給を行えば徐々に回復する。一般の抗生物質はかえってサルモネラの排菌を延長させる。ニューキノロン系やテトラサイクリン系は効果を示す。ニューキノロン系薬は抗生物質と違って化学合成によって創り出された抗生物質で、細菌が増殖するために必要な酵素を抑える。またテトラサイクリン系薬は、細菌以外の微生物にも有効で広範囲な感染症に使える抗生物質である。キャンピロバクターはグラム陰性桿菌で、発熱・倦怠感・頭痛・筋肉痛などの前駆症状についで嘔気・腹痛がみられ、その数時間ないし2日後に下痢症状が発現する。キャンピロバクター腸炎は一般に予後が良好で、抗生物質によらずとも対症療法によって治癒することが多い。しかし、重篤な症状や腸炎・敗血症（血流中で菌が増殖して多数となり、全身性に激しい臨床症状を示す状態）などを併発した患者は適切な抗生物質による治療が必要である。

　大きな社会問題にもなった病原性大腸菌O-157は、グラム陰性桿菌で腸管出血性大腸菌である。人から人に経口感染するのが、他の食中毒と異なる。症状は、激しい腹痛（産生するベロ毒素により消化管粘膜に潰瘍ができ組織が破壊される）・嘔吐・下痢・粘血便・脱水症状・浮腫・けいれん・尿閉がある。最後の3つは「尿毒症」によるもので腎臓が大きな障害を受けたため、濾過できなかった毒性物質が脳その他の臓器に波及し、生命そのものが危険になった状態

であり一刻も早い対応が必要で、その治療は早期であればニューキノロン系抗菌薬を投与して細菌が増殖するために必要な酵素反応を抑える。

　毒素型食中毒は、食品中で増殖した菌が外部に毒素を放出し、これを食品とともに摂取することで中毒症状を発生する。感染菌が作る毒素と比べると、胃液や消化酵素で不活化されにくい。原因菌については、グラム陽性球菌である黄色ブドウ球菌は皮膚や鼻・喉の常在菌であるが、体力や抵抗力が弱まったとき蔓延し発病させる。症状は嘔気嘔吐・腹痛・下痢で、治療は普段からの入念な皮膚消毒など菌自体への対策と共に、毒素による障害を早めに防ぐことである。症状が激しい場合は、体力消耗が大きく特に虚弱者・幼児そして高齢者には適切な治療が必要である。しかし体内毒素を中和する治療はなく、重症で下痢も頻回の場合は脱水に対する補液が行われる。

　ボツリヌス菌はグラム陽性桿菌であるが、最も死亡率が高い菌である。土壌にも広く分布し、嫌気性菌なので瓶詰や缶詰にも多く存在する。症状は嘔気嘔吐・視力障害・嚥下困難などの神経麻痺がある。菌毒素がアセチルコリンの働きを妨害するために呼吸筋を麻痺させ呼吸困難が生じる場合は、呼吸補助器（レスピレーター）や気管切開などを行う。早期の場合は抗毒素血清の使用が最も大切である。対症療法として血液や組織内の毒素を除去する目的で、瀉血（患者の静脈から血液を取り出し捨てること）・輸血・輸液を行う。腸管内の未吸収毒素を除去するために、数時間内であれば胃洗浄や浣腸も試みる。

9）　熱中症

　熱中症は体内と外部の熱によって引き起こされる身体失調であり、「暑熱環境下に長時間曝されたり、持続的運動などによって体内で多量の熱を作るような条件下にある者が発症し、過体温より生じた失調から全身臓器の機能不全に至るまでの連続的な病態」と定義される。熱中症は身近な状況で発生する病態であるため、誰でもその危険性を認識しておくことが大切である。熱中症予防に水分補給は必要であるが、電解質を含む水分補給がより適切で、単なる水分大量投与のみでは逆に意識障害を起こすことがある。直射日光への注意のみでなく、無風で湿度が高く蒸し暑い環境（工場内や体育館等）では人間の発汗機能は低下し、その結果体内に熱がこもり（うつ熱）、容易に熱中症を発症する。

症状としては、1度の場合は四肢あるいは腹部に痛みを伴なった痙攣がみられ運動直後に起きることが多い。その他の症状は、多汗・失神・頻脈・頻呼吸・顔色不良・唇のしびれ・めまいなどで、水分を大量補給した場合に起こりやすい。中等度になると、これに疲労感・血圧低下・皮膚蒼白（そうはく）・脱力・虚脱感（きょだつ）・頭重感（じゅう）（または頭痛）・失神・嘔気嘔吐などが加わり放置すればさらに重症化し、意識障害・奇妙な言動・ショック状態・末梢循環と自己温度調節機能障害の中枢神経系を含めた全身の多臓器障害へ移行し生命の危険が伴う。

10） 急性ガス中毒の対応・処置

気体毒物による中毒をガス中毒という。原因物質によって、局所刺激性（塩素ガス・ホルムアルデヒド等）、中枢神経抑制性（メタン・エタン・ブタンなど）、細胞酵素障害性（シアン・一酸化炭素・硫化水素など）がある。一酸化炭素中毒の症状で人が倒れている場合、まず窓を開け放し空気を部屋に送る。ガス洩れの場合はガス元栓を閉め、濡れタオルで口と鼻を覆う。応急手当としてボタン・ベルト・ネクタイなどをゆるめ楽にできる姿勢をとらせた上で、心肺停止の場合は人工蘇生術（そせい）をしつつ救急車を待つ。

11） 薬物中毒とその処置

急性薬物中毒に対する処置は次のように行う。以下の内容も、誰もが知っておいて損はなく、むしろ救急の場合に応用的にとっさに必要になることもあるし、自分や家族あるいは他人の生命を救う機会になるかもしれない。

①毒物排除法

基本処理には、未吸収毒素の排除（水洗・催吐（さいと）・胃洗浄・下剤・吸着剤投与・腸洗浄など）がある。既吸収毒物の排除には、強制利尿か、血液浄化法（血液透析など）しかない。その他、解毒薬（げどく）・拮抗薬（きっこう）投与、全身管理すなわち呼吸・循環・不整脈対策・痙攣対策・体温保持・栄養管理や感染防止などがある。

②催吐法と胃洗浄

催吐法は、水や牛乳を5〜10ml/kg飲ませ、舌根部（ぜっこん）をスプーンなどで刺激して吐かせる。また吐根（とこん）シロップを小児なら15ml、成人なら30ml飲ませるか、硫酸銅0.5gをカップ1杯の水で飲ませる。この場合の禁忌は、意識障害や痙攣を伴う場合、腐食性物質（強酸・強アルカリ）を飲んだ場合（食道が荒れてい

る可能性が高い) や石油・有機溶剤を飲んだ場合などである。

　胃洗浄は、重症中毒の可能性が高い例に対し、服用後早期に行う。胃管を挿入し、1回に成人で約150ml、小児では約15ml/kgの微温湯や温生理食塩水（5歳以下の幼児では低Na血症の危険があるので後者が望ましい）の注入・排出を、排液が透明になるまで繰り返す方法である。体位は左向きの側臥位で頭をやや低くする。洗浄後は活性炭15g前後と硫酸マグネシウム30gを200mlの水に混ぜて飲ませる。石油製品・有機溶剤を摂取した場合は、重篤な化学性肺炎を起こす可能性がある。有機リン系農薬などの有機溶剤と他の毒性の高い物質を同時に飲んだ場合には、気管挿入下に胃洗浄を行う。腐食性物質（強酸・強アルカリ）を飲んだ場合、鋭利な物を同時に飲み込んでいる場合、激しい嘔吐が先行している場合などでは穿孔の可能性がある。胃生検や手術を受けた直後で出血や穿孔の危険がある場合や胃切除後の患者、また明らかな出血性素因・食道静脈瘤・血小板減少症がある場合などである。

　注意深い手技で行えば重篤な合併症は少ないが、誤嚥性肺炎が、石油製品の服毒例に胃洗浄をした場合、低意識レベルで咽頭反射が弱いのに物や液体流入する場合などにみられ、喉頭痙攣は意識レベルが低下し手技に抵抗している場合などでみられる。低酸素血症は施行中に動脈血中の酸素分圧が低下しやすい。頻脈は胃洗浄中に多くみられ、意識のない場合よりも意識がある者により多い。食道・胃の出血・穿孔は、禁忌例を回避し挿入操作を愛護的に行うことによって予防できる。

　③活性炭（吸着剤）法

　薬毒物服用から1時間以内が有効とされる。成人では50〜100gを微温水300〜500gに、小児では25〜50g（1歳以下では1g/kg）を生理食塩水に溶解し経口または胃管を使用して投与する。活性炭の単回投与が特に有効とされている薬物は、アスピリン・フェニトイン・テオフィリン・三環および四環系抗うつ薬などである。緩下剤は、薬毒物と結合した活性炭を短時間で体外に排出するために併用する。活性炭吸着に影響を与える因子として、消化管内食物の存在や管腔内pHがある。吐根シロップを使用した場合も影響を与えるが、腸管閉塞や消化管穿孔の患者では禁忌である。また腸管運動を抑制する薬物服

用や麻痺性イレウスによる腸蠕動の低下時も相対的禁忌となる。その他、活性炭に吸着しない薬毒物は、強酸・強アルカリ・エタノールなどである。合併症では特に意識障害時に、不十分な気管管理下に胃洗浄を行った後の活性炭投与で誤嚥が発生しやすい。活性炭の頻回投与では、治療のための薬物（抗痙攣薬など）も体内から除去され治療薬の血中濃度が低下する。特に高齢者では、平素より各種治療薬を服用していることが多いので注意が必要である。小児では、活性炭と併用する緩下剤により体液・電解質障害が生じやすい。また小児は気道が細いので、誤嚥による気道傷害のリスクが高くなる。

④強制利尿法

毒物による中毒では、嘔吐・下痢そして経口摂取の不能などのために脱水状態に陥る場合がある。そこで体液を増やし腎臓からの毒物の排出を促進するため、細胞外液と類似の性質をもつ乳酸化リンゲル液を500〜1,000ml点滴静注し、さらに生理食塩水と5%グルコースを与える。同時にフロセミドのような利尿薬を投与する。肝硬変・高齢者の心疾患や重症腎障害・重症冠疾患や脳動脈硬化症・肝疾患・痛風・糖尿病・下痢嘔吐・ジギタリス製剤服用中・副腎皮質ステロイド薬服用中・減塩療法中の患者・乳児などでは注意する。血液障害（無顆粒症・血小板減少・白血球減少など）、電解質異常（低Na・低K・低Cl性アルカローシスなど）の副作用が知られている。

⑤その他の対処法

血液透析・血液灌流・血液濾過などがある。血液透析は半透膜（透析膜）を介し溶液が濃度の高い側から低い側に移動する現象（拡散）を用い、血液中の物質を透析液に移動させ排出する手技で、除去できるのは透析膜を通過する物質のみである。血液灌流は、血液を活性炭などの吸着物質のカラムに灌流させ血中の中毒起因物質を吸着させる方法である。血液濾過は、血液を濾過能の高い膜（濾過膜）を通して排出し不足水分や電解質を補う方法である。

12）一次救急

人生では、何時どのような事態に遭遇するとも限らない。道を歩いている際などに、突然目の前で誰かが急に倒れてしまうこともある。地震や火災あるいは電車・自動車事故に遭遇して、人間が身体中から血を流して息も絶え絶えに

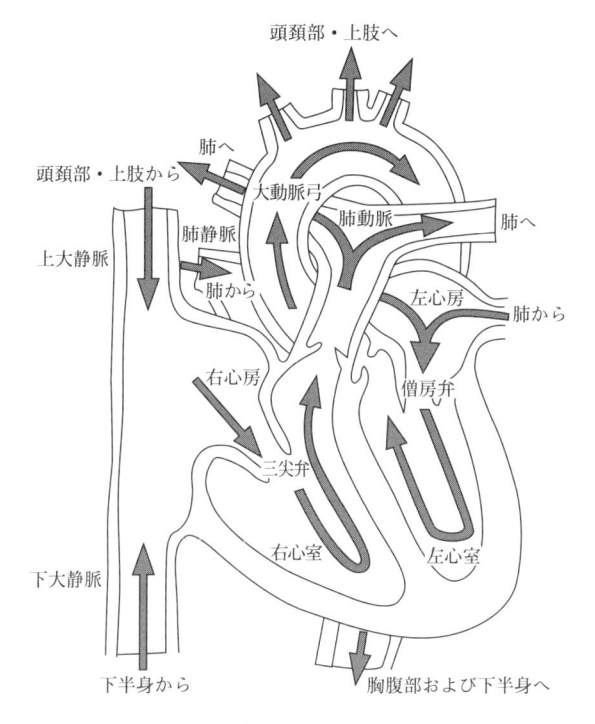

第 2 章 教養としての内科学総論　111

図 2-15　心臓内部と血流を示す縦断図

心臓と肺の関係は、循環系1つを取ってみても、きわめて緊密である。すなわち、どちらかに異常が生ずれば、すぐさま他方にも大きな支障を及ぼす。この救急医療的疾患はもちろん、心不全などもその典型的な例である。

瀕死の状態におかれているかもしれない。そのようなとき、仮に救急隊や医療を専門とする職業人でなくとも、人間としてその死に面した重傷の人を看過したり、放っておくことは普通はできないであろう。もし忙しくて見て見ぬふりをして足早にその場を去っても、常識的感覚なら常にその人がどうなったか、後日助けようとしなかった自分を責めることになると思われる。じっさい大震災や交通の大事故などでそういう人が、後に精神療法を受けた例は多々あることが知られている。見知らぬ人であってもそうである。ましてや子供などの家族・職場の同僚・友人・知人であれば、なおのこと「人間として」その場で行うべきこと、あるいは少なくとも「自分ができること」をしなければならない。

実は「自分ができること」「人間としてその場で行うべきこと」は、それほど難しいことではない。救急車を呼んで到着するまでの「5分間程度の時間」に最小限の対応を、でき得る限りの「冷静さ」で対処すればよいだけのことである。とはいえ「冷静さ」を保って、次に箇条書きするような「基本的知識と技術」を完遂するのは、医療者であっても救急の現場で常にそういう患者に接しているわけでない他科の医師や看護師など、慣れない者は難しいのが本音である。しかし慣れれば医師や看護師でなくとも、どんな人でもできるようになることも間違いのないことである。現に今日では救急隊の人々には、救命救急士という立派な資格もあり、その行える医療技術範囲は本来の目的に即して、徐々に医師の技術に近づいている。

救命救急の基本はアルファベットで示される。語呂合わせだが、覚えやすいのでよく使われる。その最たる基本は最初の3文字である。これが一次救急のA・B・Cといわれるもので、教養の範囲ではこれを覚え、使えれば十分である。A・B・Cとは以下に示す内容のイニシャルで、これにD：drug 薬剤投与、E：electrocardiogram 心電図などの救急検査が続く。

A：air way（気道確保）は、仰向けに寝かせ、顎先を挙上し後頭部を下げると気道が真っ直ぐに伸び、それだけで呼吸しやすい身体の状態を準備できる。

B：breathing（人工呼吸）は、現場で医療器具が何もない場合は、口対口（mouth to mouth）しかできないが、一般救急ではこれで十分である。口を直接患者の口に押し当てる、もしくは薬物などで汚れている場合は拭いて目の粗いハンカチなどで覆いながら、空気洩れがないようにしっかりと合わせて大きく呼気を送る。弱過ぎると胸の上下運動がない、つまり相手の肺に空気がほとんど入っていっていないので意味をなさない。呼気中にも患者を死の淵から救い出せるだけの酸素は含まれている。

C：circulation（心臓マッサージ）は開胸式と閉胸式があるが、一般には後者のみを覚えればよい。衣服を脱がせ胸を出し、患者の背の下に固い板やマットなどを置いて、みぞおち上方の尖った骨（剣状突起）から上方に横指にして3本程度の位置に両手を組んで乗せて肘を張ったまま体重を垂直にかけるようにして、身体で押すようにする。この際、あまり強く力を入

れる必要はない。特に子供や高齢者では肋骨が折れることがあるのでかえって危険だが、しかしそれ以外の時は「こわごわ」と腰を引いてやるよりは、自分の知識と目前の人の命を救えることを信じて、しっかりと効果があるような一連の行動をすることが大切であろう。また、手の組み方も祈るときのように指を組むが片方の掌(てのひら)を他の背に当てるように両手を同方向に合わせ、先述のように真上から力学的に最も効率のよい姿勢で身体でリズムをとって押すように心がける。

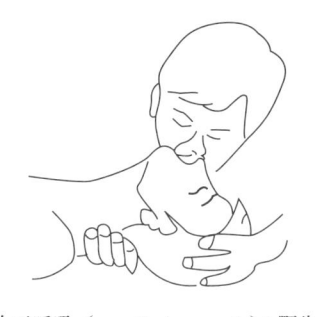

人工呼吸（mouth-to-mouth）：顎先を上に引き上げ後頭部を下に引いて、口を付けて息が隙間から洩れないようにしっかりと息を深く大きく吹き込む。この際、衣服を取った相手の胸が呼気・吸気に合わせて上下するのを目で確認する。

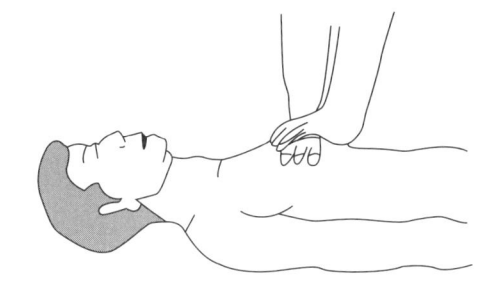

心臓マッサージ（閉胸式）：胸を開け胸骨下の剣状突起から三横指上方に手掌を当て、他の手掌を組んで肘を伸ばして強く押すというより上半身の体重をかけたり引いたりする。

図2-16　一次救急処置

　この3つの素早い行為を覚え、実践すれば、そのうち救急車のサイレンが聞こえ、その人の命が助かる確率は急上昇する。誰でも、一個の人間の「いのちの救世主」になることができるし、上記のような何でもない内容の不勉強から、心の弱さが生じその場を逃げれば一生の不覚であり、忘れられない悪夢として残るかもしれない。その意味でも「教養としての」一次救急の重要性をすべての人に認識して、しっかりと学習してもらいたいと願ってやまない。

第3章 教養としての小児科学総論

1. 重要な小児感染症

(1) ウイルス感染症
1) ウイルスの一般性状

ウイルスの大きさは、細菌を通さない濾過器も通り抜けるほど小さく、直径が20から250nm（ナノメートル＝10^{-9}m）の大きさである。したがってウイルスは光学顕微鏡では観察不可能であり、電子顕微鏡で初めて観察することができる。その構成成分であるが、核酸としてDNAかRNAのどちらか一方をもち、これを取り囲む蛋白質がある。核酸の種類によってDNAウイルスおよびRNAウイルスの2つに分けられる。細菌との違いは、分裂によって増殖することができず、増殖は生きた細胞内で行われ、方法として吸着・進入→脱殻→自己核酸・蛋白質の合成→放散という経過をとる。また細菌感染で使われる抗生物質は「ウイルスには無効」で、抗ウイルス薬は未だ少なく副作用も比較的多い。ウイルス増殖を非特異的に阻害する働きがあるものとして、インターフェロン（IFN:interferon）がある。

2) ウイルスの抵抗性

多くのウイルスは、B型肝炎ウイルス（100℃10分が必要）を除けば、60℃30分で死滅するが低温には強い。ウイルスは紫外線照射により急速に死滅するが、一般に次亜塩素酸ナトリウムやホルムアルデヒドなどにも抵抗する。そのため汚染・感染防止として、手指などの身体の汚染部位にはアルコール・ポピドンヨード（イソジン）で消毒し、器具は加熱消毒またグルタルアルデヒド・次亜塩素酸ナトリウム・ホルムアルデヒドなどで消毒もできる。注射針な

どは、できるだけディスポ製品を用い使用後は廃棄する。
3) ウイルス感染の防御機構と予防

もともと免疫とは感染予防に役立つ身体の仕組みである。ウイルス感染に際しては、ウイルス粒子と感染細胞表面のウイルス抗原に対して抗原抗体反応が起こる。ウイルス感染において、中和反応や赤血球凝集反応・凝集抑制反応などが起き、診断に利用される。中和反応は、産生された抗体がウイルスと結合して、それが細胞内に侵入することを阻止する。数種類のウイルスが同時または相前後して生体に侵入すると、一方の感染・増殖が抑制される。これをウイルス相互の干渉といい、他方のウイルス侵入を受けた白血球・線維芽細胞・リンパ球がインターフェロンを産生することによる。

ウイルス疾患の予防は、汚染と感染の防止・消毒が重要だが、その他に予防接種と免疫グロブリン療法もある。

4) 予防接種（能動免疫）

弱毒生ワクチンにより、ポリオ・麻疹・風疹・ムンプス（流行性耳下腺炎）・水痘などに対する持続免疫が成立する。免疫不全者や妊婦には禁忌となる。その他、日本脳炎・狂犬病・A型肝炎に対する不活化ワクチン、インフルエンザ・B型肝炎に用いる成分ワクチンなどがある。

免疫グロブリン療法（受動免疫）：健常者の血漿から精製した一般用ヒト免疫グロブリン製剤は様々な抗体を濃縮したものを、主に免疫不全宿主における予防と治療に用いる。B型肝炎などの予防には、特定ウイルスに対する抗体を含む特殊免疫グロブリン製剤が用いられ、速効性だが持続性はない。

（2） 細菌感染症

ブドウ球菌感染症は、ブドウ球菌の感染により発症する疾患の総称である。特徴的所見は化膿である。原因菌はブドウ球菌であるが、そのすべてが人間に感染症を起こすわけではない。人間に対して病原性を発揮するのは一部で、黄色および表皮ブドウ球菌である。全般的な共通症状として、発熱（悪寒を伴う弛張熱）・白血球増多（好中球増多）・赤沈促進・化膿性病巣などがある。皮膚化膿症には、せつ・よう・蜂巣炎・膿痂疹などがある。これらは毛包・皮脂

腺・小創傷などから菌が侵入増殖し化膿性病巣を作るが、形態などで区別される。炎症が皮下組織に広がると高熱を発し、広範囲の発赤・腫脹をきたし疼痛が著しい。ついには自壊して排膿するが、膿瘍は深層を侵し筋膜・筋・骨にまで達することもあり菌血症の源となる。ときに乳腺炎・副鼻腔炎・骨髄炎・敗血症などに発展する。治療は、敗血症・心内膜炎・髄膜炎・肺炎・臓器膿瘍など重篤な感染症では安静臥床・補液・強心剤、必要なら輸血などを行う。栄養補給に留意し体力の温存を図る。感染局所は安静が大切で機械的刺激を防ぐ。化膿巣は可能な限り切開排膿するが、抗生物質が必要となることが多い。

(3) その他の病原体感染症

ウイルスや細菌以外にもリケッチア・スピロヘータ・原虫・真菌の各感染症や寄生虫疾患などがあるが、各々の疾患詳細については各論で学習されたい。

2. 重要な小児呼吸器疾患

(1) 急性気管支炎・肺炎

肺・気管支などの呼吸器疾患では、次のものを「教養として」は知っておくべきである。まず急性気管支炎は、かぜ症候群つまり様々な病原体によって鼻や咽喉などの上気道に生じる炎症性病変の総称に伴うものが大部分である。かぜ症候群の原因はウイルスであるが、二次感染として肺炎球菌・ブドウ球菌・インフルエンザ球菌なども関与することがある。主に幼児や児童期にみられる喘鳴を伴う気管支炎とされる喘息様気管支炎は日常臨床でもしばしばみられる。喘鳴は、乾性ラ音「ヒューヒュー」が呼吸時に聴取され、湿性ラ音「プツプツ」を吸気時に聴取するが、これは医師の聴診ポイントの一つでもある。肺炎は、一般に細菌やウイルスなどの病原体感染によって肺が侵される病気である。肺実質である肺胞に炎症が起こる肺炎と、主に肺胞壁とそれらの間に炎症が起こる間質性肺炎に区分される。しかし、気管支から肺胞に至る肺組織の連続性から厳密な区分は困難であり、肺炎といっても実際は肺胞のみが炎症を起こすのではなく病原体の侵入経路を考えると、細気管支炎も含めた気管支肺炎

の形をとる。主たる原因である病原体の種類によって、細菌性・ウイルス性・マイコプラズマ性の肺炎などに分けるが、原因菌は年齢により異なる。肺炎の種類も上記の他、カンジダ・アスペルギルスなどの真菌性肺炎・クラミジア肺炎・ニューモシスチス - カリニ肺炎などがある。治療は、細菌感染を疑う場合には適切な抗生物質を選択する。

（2） 急性呼吸促迫症候群

　急性呼吸促迫症候群（ARDS）は、びまん性かつ非特異的な肺の急性炎症をいい、その本態は透過性亢進型肺水腫のことである。つまり肺全体に広がり、特定疾患に限らず肺が水浸し状態になった疾患群である。直接的原因としては、肺の感染症（細菌性・ウイルス性・カリニ性など）・溺水・誤嚥・刺激性ガス吸入・肺挫傷などがある。治療によって軽快しても、後に肺の修復機転としての線維化が進行し、間質性肺炎など高度の呼吸障害が生ずることがある。小児では、新生児期に発症することが多い。

（3） 自然気胸

　胸膜腔内に空気が流入し貯留した病態を気胸（自然気胸）という。通常、胸膜腔内は陰圧であり、臓側・壁側の胸膜の破綻により空気が流入し、胸腔の陰圧が低下して肺が虚脱した状態である。症状は急激な胸痛・呼吸困難・乾性咳嗽が主症状であるが、肺虚脱や発症進展の程度・基礎疾患（小児では自然気胸は少ない）により、軽症からショック（呼吸不全）を呈する例もある。治療は、無症状な場合は安静で自然軽快が期待できる。しかし、中等度以上の場合は穿刺抜気療法を行う。

（4） 気道異物

1) 喉頭異物

　異物が喉頭に達するのは吸気時であり、食事中の誤った吸引・睡眠・てんかん発作などの意識喪失時・驚愕時の他、姿勢や体位も異物進入の原因と関係する。症状は、異物の種類や嵌留期間により様々で、嗄声や喘鳴を伴った呼吸困

難がある。尖鋭な異物では血痰も出る。完全閉塞が声門に起こる異物の場合は窒息死する。嵌留期間が長いと粘膜は壊死や肉芽を生じ、声門下粘膜に炎症、腫脹が生ずると犬吠様咳嗽発作がみられる。診断は病歴を精査することが最重要である。間接ならびに直接喉頭鏡検査の他、X線撮影は前方と後方より行う。治療は、窒息状態にある場合、身体を逆さにし背中を叩く。患児の悸肋部（肋骨の直下）を握った両手で締め付け横隔膜を押し上げ気道内圧を一気に高め、異物を喀出させる方法（ハイムリッヒ法）も行う。喉頭を充満する大きな異物の場合は指やスプーンなどで掻き出す。異物は喉頭鏡下に摘出するが、高度の呼吸困難の際は気管切開を行う。

2）　気管・気管支異物

症状は激しい咳嗽・呼吸困難が起こる。窒息死を逃れた場合、数分〜数十分で異物が特定位置に落ち着くと、症状も治まり平静期に移行する。その後、二次症状が起こるが、異物の種類などにより出現症状は異なる。二次疾患としては、無気肺・肺気腫・肺炎などがある。診断は、乳幼児では病歴がはっきりしないことが多く、聴打診のほか胸部X線撮影は必須である。X線非透過性異物の場合は、異物そのものが写り診断がつく。X線透過性異物では種々の症状・検査による総合判定が必要であり、診断と治療を兼ね気管支鏡検査を行う。治療は上述のハイムリッヒ法と気管支鏡による異物摘出がある。

3. 重要な小児循環器疾患の知識

（1）　小児循環不全

心不全とは、全身に必要な血液の心拍出ができなくなった状態で、顔面蒼白・過呼吸・体重増加不良・心臓肥大などがみられる。小児では年齢によって症状が異なる。乳児期で哺乳中に息苦しくなり発汗も伴う場合、重篤な心不全の可能性が高い。年長児は疲れやすい・運動ができない・食欲不振・腹痛・咳嗽・呼吸困難などが主症状となり、以前の運動能力・同年代児の運動能力と比較すると発見しやすい。治療には主に強心薬と利尿薬を用いる。末梢循環不全はショックとよばれる。定義上は「低心拍出量と低血圧による全身組織への低

灌流状態」というに尽きるが、原因は多くあって重症心機能低下・敗血症・熱傷・アナフィラキシー・大量出血や脱水・急性中枢神経系異常などで生じ得る。治療は、心拍出量増加と末梢の血液灌流改善を目的とし、前負荷（収縮開始前に心室筋にかかる張力）・心収縮力・後負荷（心室収縮時、血液駆出に必要な心腔内圧力）を改善させる。

（2） 起立性調節障害

起立時の静脈系の収縮反射が不十分なため、下半身に血液が貯留し静脈環流・心拍出量・収縮期血圧が低下し、拡張期血圧上昇・脳血流低下などをきたす自律神経失調症の一つである。治療は規則正しい生活・乾布摩擦・冷水摩擦などによる自律神経鍛錬療法と、めまい・立ちくらみ・寝坊などの症状が強い場合にエルゴタミン製剤や昇圧剤などを用いる薬物療法がある。

（3） 突然死

正常に発育し栄養状態のよい乳児が、多くは睡眠中の突然死で発見され、説明しうる充分な原因が得られないような死亡状態をいう（SIDS：乳幼児突然死症候群）。深夜発症が多く生後2ないし4か月の乳児の頻度が高い。男児が女児より多く、ベッドでうつぶせになり寝具などで頭部を覆われて死亡していることが多い。病理的に特徴的な症状はなく、口・鼻に血液が混じっていたり、肺がうっ血していたりする。したがって原因は必ずしも一つではないと想像されるが、死に至る生体反応の過程には共通した同じ状態が潜在する可能性がある。児童や青年期に多いのは、心臓の筋肉つまり心筋の異常（心筋症）や先天性の心臓奇形や血管異常が根本にある場合が多い（心臓性突然死）。なお、その他にも小児にかかわる循環器疾患は多く、特に将来、小児にかかわる職業を志す方は先天性心疾患などの詳細について各論で学んでほしい。

4. 重要な小児消化器疾患

(1) 口腔疾患

口唇裂（こうしんれつ）および口蓋裂（こうがい）は、最も多い先天異常の一つで、日本人では出生600に1人くらいの頻度で出現する。裂の形態的特徴や発生学的観念から様々に分類されるが、臨床的には口唇裂・口蓋裂・口唇口蓋裂の3群に区分される。口内炎は、口腔粘膜に生じた小水疱やアフタなどの炎症性病変を伴う疾患群を総称する。アフタ（aphtha）とは、口腔や咽頭の粘膜に浅い潰瘍を生じた状態をいい、痛みを伴う。アフタ性口内炎・ヘルパンギーナ・手足口病などで起こる。

(2) 食道疾患

食道異物に関して、小児の異物誤飲は生後半年から3歳までが最多で、その大半は硬貨である。その他、ボタン型電池・釘類（くぎ）・玩具（がんぐ）などが多い。診断は、硬貨などであれば単純X線像で確認可能であるが、X線透過性異物ではX線造影（ぞうえい）が必要となる。治療はまず早期摘出であり、異物の種類や大きさによって直達鏡やバルーンカテーテルを用いた方法も選択される。

(3) 胃疾患

肥厚性幽門狭窄症は、胃の幽門部輪状筋が異常に肥厚して、通過障害が起こる状態をいう。生後2～3週頃からの無胆汁性の噴水状嘔吐で発症する。原因は不明であるが、頻度は男児が女児よりも約3倍高く、家族内発生もみられる。胃十二指腸潰瘍は、新生児から幼児期にかけて一次性潰瘍を稀には生じるが、大部分は重症感染症・頭部外傷・重度熱傷などに続発して生じる二次性潰瘍である。年長児では成人と同じくストレス潰瘍もあるが、幼少児ではほとんどみられない。診断は内視鏡検査が使われる。治療は薬物療法、特にH_2ブロッカーの使用が一般的であるが、ストレス性潰瘍では原因となった精神的ストレスを除去または緩和することが重要である。

(4) 腸疾患

1) 腸管閉塞症（イレウス）

腸管腔内で腸内容物の流れが障害された状態をいい、2つに大別され各々に先天性（生まれつき有する）と後天性（誕生後に罹患すること）がある。

機械性イレウスは、器質的に障害があるもので、先天性には十二指腸閉鎖症・小腸閉鎖症・腸回転異常などがあり、後天性には腸重積がある。

機能性イレウスは器質的には異常がないもので、先天性にはヒルシュスプルング病などがあり、後天性には麻痺性イレウスが有名である。

2) ヒルシュスプルング病（先天性巨大結腸症）

病因は腸壁内神経節細胞の先天的欠如にある。男児に多く、胎便排泄遅延（生後24時間以上）があり、生後早期から腹部膨満・嘔吐などのイレウス症状を示し、浣腸時の爆発的な排便が特徴である。

3) 急性虫垂炎

いわゆる「盲腸炎」であるが、何らかの原因で虫垂に閉塞が生じ、粘液充満・壁内圧上昇・粘膜壊死・細菌感染が起こったもので、穿孔した場合は腹膜炎へと進展する。小児では穿孔を起こしやすく、治療の遅れは重症化に繋がりやすいが、年少児の早期診断はしばしば困難である。症状の経過は、発症後数時間は「みぞおち」あるいは臍周囲の腹痛だけを訴える。初期に嘔吐することが多く、後に発熱をみるが必発ではない。腹痛は次第に右下腹部に移動限局し、激痛のため歩行は前かがみで足を引きずりゆっくり歩くようになる。診断は上記経過に加えて、右下腹部圧痛（マックバーネー点）・筋性防御など「腹膜刺激症状」が代表的である。診断後は速やかな虫垂切除術が原則であり、放置すれば腹膜炎を併発し、生命にきわめて危険な状態になる。

(5) 腹膜疾患

1) 鼠径ヘルニア

鼠径靱帯上方で鼠径部に脱出するヘルニアを鼠径ヘルニアという。その中でも、最も多いのは外鼠径ヘルニアである。先天性が大部分を占め、幼児の鼠径ヘルニアの大半を占める。男児に多く、発生率は小児人口の約5％といわれ

ている。早産の低出生体重児では発生頻度が高い。症状は、鼠径部・陰嚢・大陰唇に腫瘤を生じ、診断は容易である。鼠径部が膨隆しており、それが圧迫により腸管に還納されれば診断がつく。女児では卵巣の脱出を皮下に小腫瘤として触知する。1歳を過ぎると自然治癒は期待できず、手術治療が勧められる。治療経過中で最も重要な問題はヘルニアかん頓である。この場合、腸閉塞による嘔吐・痛みによる啼泣を認め、24時間以上放置すると臓器壊死が起こるので早急な処置が必要である。

2) 臍ヘルニア

俗にいう「出べそ」である。専門的には、臍管から脱出したヘルニアのことで、臍輪筋膜部の閉鎖不全による抵抗減弱部から腹膜や皮膚に覆われて腹腔内臓器が脱出したものである。出生後の啼泣などの腹圧上昇により出現する。出生児の5〜10％にみられ、低出生体重児では発生頻度が高い。臍ヘルニアは鼠径ヘルニアよりも頻度が高い。乳児期早期に多く、生後数週間から気付かれることが多い。腹圧の大きさによって膨隆の大きさには変化がみられるが、破裂することはあまりない。自然治癒することが多く乳児期は経過観察で過ごし、1歳を過ぎても大きく残るときには手術を選択することが多い。

3) 腹膜炎

腹腔を覆っている腹膜の炎症である。小児の腹膜炎はほとんどが細菌性である。小児の腹膜炎は自他覚症状が不明瞭なことが多く、容易に汎発性腹膜炎となり生命の危険がある。特に続発性の場合（消化管閉鎖や狭窄・腸回転異常等の先天性疾患・消化性潰瘍・腸重積・虫垂炎による穿孔など）は、腹膜炎とそれを惹起した原疾患の治療を同時に行うべきで外科的治療が原則である。

(6) 肝臓および胆道疾患

1) 体質性高ビリルビン血症

先天性ビリルビン代謝異常によって起こる。間接型ビリルビンの上昇型と直接型ビリルビンの上昇型に分類される。アルブミンと結合したビリルビンを間接型（非抱合型）、グルクロン酸抱合も受けると直接型（抱合型）という。

2） 先天性胆道拡張症

　先天性に総胆管を含む胆道系が種々の程度・形態に拡張し、様々な病態を呈する疾患である。黄疸・腹痛・腹部腫瘤触知が三主徴であるが、3つがそろう例は少ない。黄疸の他、発熱や灰白色便もみられる。欧米には少なく日本に多く発生する。乳幼児期に好発するが10歳以上の思春期以降にもみられ、放置すると若くして胆道癌を発症することがある。外科的治療が原則である。

3） ライ症候群

　小児急性脳症で肝臓変性も伴う。原因は、ウイルス感染によって脳や肝臓のミトコンドリアが障害を受けることによるとされ、予後不良の症候群である。ウイルス感染の回復期に発症することが多く、解熱鎮痛を目的としたアスピリンの服用と本症発症の因果関係が疑われている。しばしば上気道感染や水痘の約1週間後に起こる。数時間も続く嘔吐で始まり、状態が進行するにつれ子供は意識混濁または昏迷状態になる。最後にはけいれんと昏睡が起こり、やがて死に至る。治療は低血糖・高アンモニア血症などの代謝障害の改善および予後に密接に関係する中枢神経系の合併症予防が重要で、経静脈的輸液で電解質とブドウ糖を投与し、ステロイド投与で脳の腫脹を減ずる。

（7） 乳児下痢症

　ウイルス性・細菌性・食物アレルギーに分けられる。また、原因・症状の個人差が大きく、乳幼児では脱水症状を起こしやすい。治療としては、消化の良い食事・水分補給・安静が基本である。食事は下痢回復に従い、徐々に戻していく。ウイルス性は主にロタウイルスの感染による。米のとぎ汁のような白色便が一日に何回も出るのが特徴である。嘔吐や微熱を伴うことが多く治癒までに1週間ほどかかる。細菌性は、サルモネラ菌・病原大腸菌などによって大腸に炎症が起こる。夏に多発し、下痢・発熱に加え、腹痛が強く血便もみられる。治療は抗生物質による。食物アレルギーでは、牛乳・卵・大豆などによって下痢を起こし、水様性血便・嘔吐を伴うこともある。アレルギー食物は個人で異なるため、原因食物を正確に知ることが大切となる。

5. 重要な小児血液疾患

　小児血液疾患として、重要なものに、貧血がある。その代表が、欠乏または代謝異常による鉄欠乏性貧血である。赤血球内に存在するヘモグロビン（Hb：血色素）を合成する材料である鉄が、何らかの原因によって不足した結果、Hbの産出量が減少した小球性低色素性貧血である。原因としては、生体の鉄需要に見合う鉄分が摂取されない時と、鉄の異常な損失があった場合に分けられる。成長もまた鉄欠乏性貧血の大きな原因になる。思春期女子では過剰な月経出血も原因の一つになる。好発年齢は生後半年〜3年、と11〜17歳である。症状は、疲れやすい・イライラする・食欲不振・蒼白・怒りっぽいなどがある。貧血の診断は、一般には赤血球数・Hb濃度・ヘマトクリット値で行う。治療は、食事改善以外では鉄剤を投与して鉄不足を補う。

　その他の貧血に、多量出血による失血性貧血（出血性貧血）、赤血球が種々の要因により傷害を受けて破壊され赤血球寿命が異常に短縮する溶血性貧血、骨髄における血球の産生障害のため赤血球はじめ顆粒球や血小板の減少をきたす重篤な再生不良性貧血などがある。また白血病などの疾患は小児にとっても重篤な血液の癌であるが、詳細は各論にゆずる。

6. 重要な小児腎疾患

（1）糸球体腎炎

　小児腎疾患の代表的疾患として糸球体腎炎があり、腎糸球体の基質増加を示す糸球体疾患と定義できる。すなわち間質であるメサンギウム増殖性糸球体腎炎が基本病変であり、臨床的には蛋白尿や血尿が持続的にみられ、ときに浮腫・高血圧・心不全なども認められる病態である。その他、腎糸球体疾患を臨床病理的に分類すると、急性糸球体腎炎・急速進行性糸球体腎炎・反復性あるいは持続性血尿症候群・慢性糸球体腎炎・ネフローゼ症候群などに分類される。いずれの場合も、浮腫・乏尿・血尿・高血圧などの症状で発症する。軽症

の場合は、軽度の眼瞼浮腫や顕微鏡的血尿を示すに過ぎないが、重症になると高血圧性脳症・急性の心不全・腎不全を併発する。高血圧が持続する場合は、腎病変が進行性であることを示し予後も悪い。根治療法はなく対症療法であり、安静・食餌療法・薬物療法による上記疾患の治療および病巣の浄化に大別される。急性糸球体腎炎の食餌療法は、水分・食塩・蛋白質および香辛料の制限による治療で、病状に応じ制限量は変更されなければならない。また高血圧と貧血を合併する場合もあり、しばしば治療に反応せず末期腎不全へと進行する。症状は、浮腫・血尿・蛋白尿・高血圧などの急性糸球体腎炎の症状で発病し、経過中に高度の蛋白尿・低蛋白血症・高コレステロール血症などの所見がみられ、ネフローゼ症候群を呈することが多い。次第に、貧血・高窒素血症・尿濃縮力障害など腎機能不全の症状が現れてくる。治療は透析を含む急性腎不全治療および血圧コントロールを積極的に行い、ステロイド療法の併用も多い。

(2) ネフローゼ症候群

ネフローゼ症候群には慢性糸球体腎炎によるものなどがあるが、小児では成人に対して原発性疾患によるものが多く、二次性のものは少ない。本症の特徴は全身浮腫・蛋白尿・低蛋白血症・高脂血症である。ネフローゼ症候群の原因は糸球体基底膜の蛋白透過性の亢進によって生ずる。臨床医学では、診断の際に客観化された「診断基準」というものが重要で、ネフローゼ症候群を例にとると次のようになる。

＜診断基準＞

①蛋白尿；3.5g/日、または0.1g/kg/日、または早朝起床時第1尿で300mg/dl以上の尿蛋白が持続する。

②低蛋白血症；総蛋白量として学童、幼児6.0g/dl以下、乳児5.5g/dl以下、アルブミンとして学童・幼児3.0g/dl以下、乳児2.5g/dl以下。

③高脂血症；血清総コレステロール値として学童250mg/dl以上、幼児220mg/dl以上、乳児200mg/dl以上。

④浮腫；著明な症状として存在する。

注）①蛋白尿・低蛋白血症は本症候群診断のための必須条件である。②高脂血症・浮腫は本症候群診断のための必須条件ではないが、これを認めれば診断はより確実となる。③蛋白尿の持続とは3～5日以上をいう。

7. 重要な小児代謝栄養疾患

（1） 小児糖尿病

　代謝性疾患のなかでは糖尿病（DM）が重要な疾患で、大別して1型糖尿病（IDDM）、2型糖尿病（NIDDM）がある。前者は、子供や若年者に多くみられ、原因としてはウイルスや自己免疫（アレルギーの一種）などが考えられている。疾患それ自体が遺伝するものではないが、疾患を発症しやすい体質（疾患感受性）が遺伝する多因子疾患である。膵臓のβ細胞に障害と破壊が生じて数が減少し、必要なインスリンが産出されなくなって発病する。急に発病した場合には、多飲・多尿・体重減少が顕著にみられ、水分が失われて倦怠感を生じる。治療にはインスリン注射が絶対必要となり、血糖コントロールが難しいので個々の生活リズムやライフスタイルに合わせた工夫が必要である。

　後者は、日本人の多数が属しているタイプのもので成人に多いとされていたが、近年の生活リズムや食生活変化（欧米化）、また運動不足が影響して近年は肥満児が増え小児にも罹患者が多くなっている。この型は食事・運動といった生活習慣と深く関係しており、小児期からの健康習慣づくりが予防に大切である。初期症状は自覚がない場合が多く、健康診断などで初めて発見される場合が多い。次第に症状が慢性化してくると、目のかすみ・視力障害・足のしびれ・痛み（神経痛）・掻痒・下痢・便秘・排尿障害がみられるようになり、蛋白尿・浮腫などの腎障害が現れ、進行すると腎不全で透析療法が必要となる。また全身の動脈硬化が進み、特に脳動脈硬化症（脳梗塞などの原因）や心臓の冠動脈硬化症（狭心症や心筋梗塞の原因）、手足の動脈硬化症（壊疽の原因）は重大である。治療法は食事・運動療法だけでよい者から、経口糖尿病薬が必要な者あるいはインスリン注射を必要とする者まで多様である。

（2） 肥満症

肥満（obesity）は「体を構成する成分のうち脂肪組織が過剰となった状態」と定義される。体重の評価には、BMI (body mass index ＝体重 (kg) ÷身長^2 (m)）が、しばしば用いられる。標準体重を BMI ＝ 22 として、これより 20％以下（BMI ≦ 17.6）を"やせ"、20％以上（BMI ≧ 26.4）を"肥満"と定義している。しかし思春期女性ではBMIの標準は 18 〜 21 前後で、標準体重をBMI ＝ 22 で評価すると過半数が − 20％未満の"やせ"または − 20％以上 − 10％未満の"やせ傾向"になってしまう。そこで各年齢の標準身長と標準体重より各年齢の平均BMIも求めて、各人のBMI ÷各年齢の平均BMI × 100 ＝肥満度（％）として使用するようになった。つまり肥満度 100％を標準として、80％未満を"やせ"、80％以上 90％未満を"やせ傾向"、90％から 110％までを"正常域"、110％以上 120％未満を"肥満傾向"、120％以上を"肥満"とする方法もある。一方、BMI が 22 となる体重で疾病率が最低になるともいわれ、標準体重を BMI＝22 として算出し、標準体重＋ 20％以上（BMI ≧ 26.4）のものを肥満と定義するものもある。BMI が 26 を超えると様々な合併症を伴いやすい。そこで肥満の中で、医学的見地から減量治療が必要なものを「肥満症」と定義する。肥満に基づく合併症（耐糖能異常・高脂血症・高血圧・心不全・脂肪肝・胆石症・変形性関節症など）を有したり、現在それらがなくても減量しないと将来発症すると予想される肥満で、「内臓脂肪型肥満」（臍高のレベルの CT で内臓脂肪面積/皮下脂肪面積 ≧ 0.4）は、肥満症と診断される。

原因疾患がなく、栄養過多と運動不足が主な原因と考えられる肥満を単純性肥満（原発性肥満）、原因となる疾患が特定できる肥満を症候性肥満（2 次性肥満）に分類する。肥満者の約 95％が単純性肥満であるといわれている。単純性肥満の原因は、家庭要因・環境因子・食習慣・運動不足・神経・ホルモン調節異常などの諸因子が相互に関連していると考えられる。近年、小児における食生活の向上と都市型生活・習い事などにおける運動量の低下が、単純性肥満を増加させ、小児肥満増加の一因となっていると考えられている。小児肥満は成人肥満に移行し、その結果、成人後に糖尿病や心血管障害が発生しやすくなる。しかし最近では肥満小児に、既に高血圧・糖尿病・高脂血症などの成人型

疾患がみられるようになり、「生活習慣病」の早発化と考えられる。また肥満体型であるため、イジメにつながり劣等感などによる不登校が起こることもある。治療には、食餌療法・運動療法・行動療法・薬物療法などがあるが、過食や運動不足が肥満の最大原因であるため、生活習慣や生活リズムの是正が基本になる。

8. 重要な小児神経疾患

(1) 脳炎および類似疾患

　無菌性髄膜炎とは、原因が細菌性や真菌性でなくウイルス感染であり、その炎症が髄膜に限局し意識障害・痙攣・局所神経徴候・精神症状などの脳炎症状がない疾患をいう。したがってウイルス性髄膜炎とほぼ同義である。各種のウイルスによって生じるが、エンテロウイルスなどによって夏期に流行発生することが多い。一方で、日本脳炎や単純ヘルペス脳炎の不全型としての髄膜炎で終わる場合もある。しかし、いずれも細菌や真菌などによる髄膜炎に比べ、軽症で推移することが多い。発熱・頭痛の症状で発症し、悪心嘔吐などを伴う。発病は急で、発熱・頭痛・悪心嘔吐が3大主徴であるが、2歳未満の小児は頭痛を訴えられないので頭に手をやるような動作をする。また脳炎を合併していなければ、意識障害や痙攣などを起こすことは稀である。他覚的には、脳圧亢進症状として項部硬直（寝たまま頭部を曲げ上げると痛がる）・ケルニッヒ徴候（寝たまま下肢を股関節で曲げると痛がる）などがみられる。ウイルスの種類によっては、紅斑など髄膜炎以外の症状を伴うことがある。発熱・頭痛に加えて、上述の髄膜刺激症状や脳圧亢進症状などがあれば診断される。ウイルス以外の病原体による髄膜炎との鑑別診断が大切で、そのために髄液所見が有用である。治療は、安静などの他に、髄液排除が診断のみならず治療に利する。単純ヘルペスまたは水痘ウイルスが原因であれば、アシクロビルが投与される。しかし他のウイルスすべてに有効な抗ウイルス薬はない。したがって、γ-グロブリン製剤を投与して抗ウイルス効果を期待する。また細菌感染症合併予防のために抗生物質投与も併用することもある。それ以外は対症療法となる。つま

り食事摂取が不十分なときには、補液によって水分やカロリー補充を行い、発熱や頭痛に対しては解熱薬や鎮痛薬を投与する。脳炎は、ウイルス性脳炎も含め髄膜脳炎（ずいまく）といわれる。二次性脳炎（感染後脳脊髄炎）とは、麻疹・風疹・ムンプス・水痘・帯状疱疹などに伴って意識障害・痙攣発作を認める場合である。症状は、発熱・頭痛・嘔吐・痙攣などで始まる。

　急性脳症について、症状は主に乳幼児にみられ、発熱などの感冒様（かんぼうよう）症状や軽い消化不良などの経過中に突然の意識障害を呈して発病する。痙攣は持続性・難治性のことが多く、そのうち呼吸困難・嚥下困難・眼症状・四肢硬直などの神経障害が現れてくる。症状はなかなかとれず、死亡率は高率である。生命を取りとめたとしても、精神運動発達障害などの後遺症を残すことが多い。検査では髄液圧が高い以外は何ら異常を認めず、解剖所見でも脳浮腫がみられる以外に炎症所見はない。したがって治療は、脳浮腫および痙攣に対する治療と全身管理を行う。今まで正常であった小児に突然の意識障害・痙攣発作・高熱が出現した場合には直ちに専門医を受診し、痙攣を早く止めることが第一である。急性脳症の一種で肝に脂肪変性を伴うものをライ（Reye）脳症といい、嘔吐・痙攣に引き続き肝腫大何らかの原因で肝臓が肥大することと血清GOT・GPT・アンモニアが上昇する。生命に危険な病態になりやすい脳浮腫の対策と交換輸血が重要となる。

（2）　脳性麻痺

　脳性麻痺の定義は、発育期に種々の原因によって生じた非進行性中枢性運動障害をいう場合と、受胎から新生児（生後4週以内）までの間に生じた脳の非進行性病変に基づく永続的かつ変化し得る運動・姿勢異常を示す場合がある。症状は満2歳までに発現し、進行性疾患や一過性運動障害または後に正常化するであろう運動発達遅延は除外する。痙攣・知能障害・行動異常・言語障害などを伴う場合もあるし、組み合わせや程度も多彩である。したがって脳性麻痺とは、脳が発育途上に受けた障害が原因でみられる運動障害を呈する疾患の総称ともいえる。我が国や欧米で発表されている発生率は、出生1,000に対し1.5〜2人とされる。原因は、受胎から新生児期の間に脳が何らかの原因で損

傷されることであり、通常は出生前・分娩後の各因子に分けて論じられる。治療には、我が国では〈療育〉と称される概念で、脳神経系の発育の著しい0歳代、次いで1歳代に開始することが良いといわれ、前者を「超早期療育」、後者を「早期療育」という。双方に重要なことは、脳性麻痺児を全人的に把握して開始される上手な育児であり、リハビリテーションを多くの専門家・家族・社会がチームワークをとって行動する。軽度の脳性麻痺にあっては社会的自立、重度の場合には介助しやすくすることを目標にする。早期療育の主な目的は、脳性麻痺に発展する可能性を多く有する小児を治療し、正常運動発達に導こうとすることであり、後の段階の療育と質を異にする。またそれによってかなり中枢性協調障害が消失するといわれる。

（3） 痙攣性疾患

てんかんは様々な原因で起こる慢性の脳の疾患である。特徴として脳内ニューロンの過剰放電に由来する反復性の発作で、多様な臨床および検査所見を随伴する。てんかん患者全体の約90％は20歳までに発症しているといわれ、最も発症しやすいのは学童期である。このうち真性てんかんは、基礎に明らかな脳の器質的変化はないが発作が起きるものをいい、症状てんかんは脳疾患や脳損傷による器質的変化を伴った発作のことである。

症状には、運動（けいれんや脱力感）、知覚（体の一部がしびれる・チクチクするなど）、意識障害（突然の意識消失と回復・徐々に起きる意識状態の変化）、自律神経機能の変化（呼吸・脈拍・顔色・体温・発汗・唾液分泌・嘔吐・失禁など）、精神状態変化（行動・感情変化など）がある。診断は、てんかん性発作または類縁疾患か、発作分類、病因そして発作誘発因子の検討が重要で、脳波検査・ポリグラフ・CTスキャン・血液や尿検査などを行う。治療は、抗てんかん剤の投与が有効である。その他の小児けいれん性疾患には、発熱に伴ってみられる熱性けいれんがあり、症状は全身性の強直発作か強直間代発作であり、体の一部のけいれんである場合は部分発作と考えてよい。持続時間はほとんどが1〜2分以内におさまる。治療は最初2回までは投薬を始めず、3回以上起こす場合や1歳未満に発症したものにはフェノバルビタールを投与す

る。また、「泣き入りひきつけ」といわれる憤怒けいれんもある。

9. 重要な小児筋疾患

（1） 進行性筋ジストロフィー

　進行性筋ジストロフィー（Progressive Muscular Dystrophy）は、遺伝性で進行性の筋線維壊死と不完全な再生をきたす疾患である。小児では臨床的にデュシェンヌ型・ベッカー型が多く、先天性筋ジストロフィーとして福山型がある。X染色体長腕に存在する遺伝子異常が原因と考えられる。新生男児3,000〜3,500に1人の割合で発症し、人口10万人あたりの発症率は13〜33人である。症状は出生前後には明らかな異常は認められない。頻度が高いデュシェンヌ型を中心に述べると、歩き始めが1歳数か月とやや遅れる傾向にあるが、2歳半までには歩けるようになる。しかし、走るのが遅い・高い所から飛び降りない・両足飛びができない・転びやすい・階段を昇るのが下手などの症状が認められ、通常2〜4歳で診断される。初期より筋力低下に由来する特徴的な所見を認める。骨盤帯の筋力低下のために体幹を真っ直ぐに支えることができず、両手を膝にあてて上体を押し上げるようにして立ち上がる登攀性起立（ガワーズ徴候）がみられる。下腿の屈筋群に脂肪変性がみられ、固く肥大して触れる仮性肥大も特徴である。9〜11歳頃には歩行不能となり、車椅子の生活になることが多い。その後、徐々に筋力が低下し、寝たきりとなり、また呼吸筋や心筋にも筋症状が及び、20〜30歳頃までに呼吸不全・心不全などで死亡することの多い予後不良の疾患である。

（2） 重症筋無力症

　重症筋無力症（Myasthenia Gravis）とは、神経筋接合部に存在するアセチルコリン受容体に対する自己抗体が刺激伝導をブロックすることで、筋力低下をきたす疾患である。症状は、眼瞼下垂・四肢筋力低下・咀嚼障害・嚥下困難・音声異常・易疲労性・症状の日内および日差変動がみられる。小児では眼瞼下垂が多い。診断として、抗コリンエステラーゼ薬の静注により一過性に症

状改善を認めるテンシロンテストが有名である。治療は、従来から使用されている抗コリンエステラーゼ薬は日々の症状の動揺に対して速効性があり、症状安定化のための対症療法薬として重要である。しかし本症の免疫学的発症機序解明と相まって、胸腺摘出手術と副腎皮質ステロイド薬を中心とした免疫療法が基礎治療の主流となっている。難治例には、副腎皮質ステロイドパルス療法（大量静注法）・血液浄化療法・免疫グロブリン大量静注療法が試みられる。急に嚥下困難・気道閉塞・呼吸困難に陥る事態をクリーゼ（crisis）とよぶが、この際は一次救急処置によって生命の安全を確保する。

10. 重要な小児内分泌疾患

（1） 下垂体疾患

　バソプレシンが腎臓で水の再吸収促進作用をもち体内の水分喪失を防いでいるが、尿崩症ではこの作用が十分に働かない。よって低比重の尿を大量に排泄する。小児で1日数ℓに及ぶ事もあり同時に口渇や多飲も発生する。幼児期発病では身体発育が阻害される。尿崩症は体内水分量を調節するホルモンの中で、抗利尿作用をもつホルモンのバソプレシン分泌と作用が何らかの原因で低下した状態で生じる。その他、下垂体性小人症（成長ホルモン分泌不全性低身長症）で下垂体性小人症が、また汎下垂体機能低下症では下垂体前葉から分泌される成長・性腺・甲状腺・副腎皮質刺激・プロラクチンの各刺激ホルモンなどが低下した状態であって、特に性腺刺激ホルモンと成長ホルモンが高頻度に障害される。低血糖・低体温・貧血・皮膚乾燥などが主な症状だが、小児では更に発育・性成熟障害などをきたす。治療は不足ホルモンの補充療法を行う。

（2） 小児甲状腺疾患

　小児期甲状腺の主要疾患である甲状腺機能低下症（クレチン症）は、体内での甲状腺ホルモンの作用が不十分な病態である。男女比は1：2で女児に多い。動作が鈍く周囲に無関心であり、知能が遅れ小人症となる。また皮膚が乾燥し、舌が厚く眉間が広く、鼻根部の陥没がみられる特有の顔貌を呈す。出生前

スクリーニング検査が行われ、原因は甲状腺欠損・形成不全などである。甲状腺ホルモンの補充療法を行う。

11. 小児に多い重要な膠原病

（1） 自己免疫性疾患

膠原病の"膠原"とは人間の身体の細胞を支えている膠原線維のことで、これにフィブリノイド変性という病変がみられる病気を総称して膠原病と名づけられた。膠原病には関節リウマチ（RA）・全身性エリテマトーデス（SLE）だけでなく、シェーグレン症候群・ベーチェット病なども含まれ、各々に幾つかの共通性がみられる。まず症状として、発熱・関節痛・筋肉痛・こわばりなどがみられ、すべて炎症によって生じる。また結合組織に病変が起きることから結合組織疾患ともよばれ、自己組織に対する免疫細胞の攻撃など免疫異常がみられることから「自己免疫疾患」としても扱われる。

（2） リウマチ熱

リウマチ熱（RF）は膠原病の中で唯一、原因のわかっている病気である。主に小児に好発し男女差はなく、日本における児童生徒では有病率が1万人に1人以下である。初発症状は高熱と共に関節の痛みで始まることが多い。関節痛は、肘・膝・足・股関節など比較的大きな関節に生じ、移動しやすいのが特徴である。触ると熱感があり腫脹もみられる。症状の約半分に心筋炎を伴う。弁膜症をみることも多く、この病気の予後を左右する最も重要なポイントになる。躯幹や四肢に輪状の赤い斑点が出るなどの皮膚症状もみられる。リウマチ熱の診断が下ると、溶連菌感染が原因になっているので抗生物質、特にペニシリンが投与される。心臓の炎症が認められた場合には、ステロイド薬が併用される。本治療で病気の鎮静化をみるが、溶連菌に再度感染し、病気の再燃・心臓障害とその進行をくい止めるため、ペニシリンを含む抗生物質を連続して服用するなどの予防処置も大切になる。

（3） 若年性関節リウマチ

若年性関節リウマチ（JRA）は小児にみられる関節リウマチである。全身型・多関節炎型・少関節炎型の3つに分かれる。治療の必要性を患者と保護者が理解した上で非ステロイド抗炎症薬や抗リウマチ薬などの薬物療法を行う。

（4） 全身性エリテマトーデス

患者の約90％が女性で、そのほぼ半数が20〜30歳代の年齢に好発するのが、全身性エリテマトーデス（SLE）という疾患である。SLEは皮膚に限定された病変（有名なものに蝶形紅斑がある）のみがみられるわけでなく、それに加えて腎臓などの内臓病変も伴うことが多い。

12. 小児に多い重要な運動器疾患

（1） 骨折

骨折とは、外力に抗しきれずに骨の離断が生じた状態をいう。正常骨に起こる場合と、基礎に種々の原因による骨の脆弱性が存在した結果生じる病的骨折とがある。症状は、骨折部位の疼痛・腫脹・運動制限の他に、発熱・感染症状・脂肪塞栓などが起こることがある。骨折以外の内臓損傷の存在にも注意を要する。診断は臨床症状とX線像による。被虐待児症候群の場合には過去の骨折所見もみられることが多い。病的骨折は基礎疾患の診断が必要となる。単純骨折は予後良好だが、病的骨折は予後は多様である。

1） 小児骨折の特徴

小児の骨折は、若木骨折 greenstick fracture ともよばれ、その弾力性により骨の連続性が保たれた折れ方をする。また仮骨形成と治癒が速く、自家矯正力が強く機能障害を残すことが少ない。しかし低年齢児では訴えが不明瞭なため骨折発見の遅れで、合併症として神経損傷を見逃すこともある。

2） 小児に多い骨折・脱臼

①鎖骨骨折

小児の骨折で最も頻度が高い。分娩時外力による新生児の鎖骨骨折は偏移

がひどくない限り、特別処置しなくとも自然治癒する。肩をついて倒れた時の鎖骨骨折は中央部に生じやすく約4週間包帯固定、部位によっては手術する。

②上腕骨頸部骨折

転倒の際、上腕を外転した体位で手をついたり、肩を打った場合に起こる。整復後にギプスの重さを利用して牽引する吊り下げギプス包帯で固定する。

（2）脱臼

関節が過度に伸展され、関節を構成している骨頭が関節臼より逸脱し運動障害を生じた状態をいう。関節支持組織の柔軟性、脆弱性を有する年少児または結合組織異常を有する小児はわずかな外力でも関節が剝がれやすく、転倒・転落や強く腕を引いた時に生じる。筋の過収縮が原因となることもある。症状は疼痛・運動制限・異常肢位などである。最も頻度が高いのは肩関節と肘関節（肘内障）で、腕を強く引いた時に突然泣き出し腕全体を動かさなくなる。治療は徒手整復で痛みは消失する。関節包や靭帯損傷・骨折を伴っていることもあり、整復後固定を要する場合がある。

13. 小児眼科の重要な知識及び疾患

（1）視機能の検査

1）視力検査

視力の検査法を視力概念種類から分類する。3歳児健康診断での視力検査では、ランドルト環字ひとつ視力検査を、検査距離2.5mにて実施することが勧められる。この年齢では5mでは視力の注意が届きにくいためである。4年生以上となれば字つまり視力検査でもよい。標準法は、視力表を遠方に置いて片眼を遮閉し自覚的に視力をチェックする。

2）屈折検査

他覚的検査と自覚的検査とがあるが、一般にはまず他覚的検査を行い、見当をつけてから自覚的検査を行うのが原則となる。自覚的検査には一般的な乱視表を用いるレンズ交換法や球面屈折度検査に用いる赤緑2色テストなどがある。

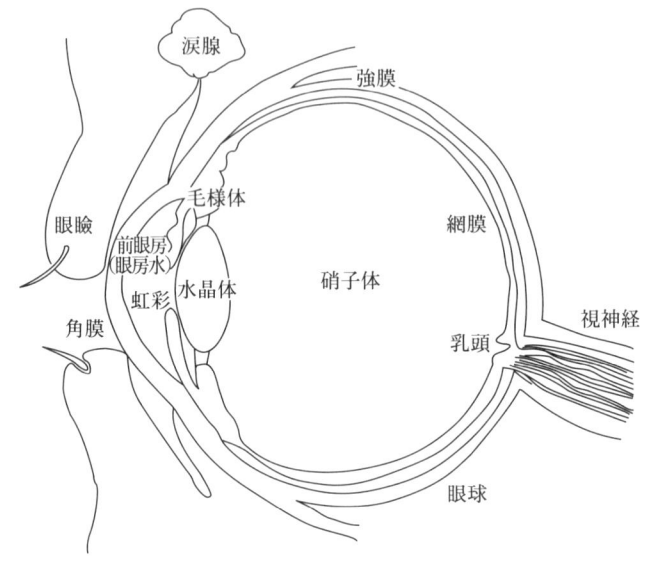

図3-1 眼球と付属器の縦断図

3) 色覚検査で、先天性色覚異常は等色法や波長弁別閾などの検査法により分類される。これらは被験者に高度の理解力や長時間の検査時間を要するため、小児臨床には一般に不向きなため近年は簡易的検査器が考案されている。

（2） 屈折異常

1) 屈折異常の種類

近視・遠視・乱視の3種がある。屈折異常のない正常視を正視という。正視では安静状態（無調節の状態）で遠方からの平行光線が網膜面上で結像する。

2) 近視

平行光線が網膜面よりも前方に焦点が合う状態で、近方のものは焦点が合うが遠方はピントが合わなくて見えない。遠方視には凹レンズが必要になる。

3) 遠視

平行光線が網膜面の後方に焦点が合う状態である。調節作用により水晶体の屈折力を増し遠方の物体にもピントを合わせることが可能だが、調節力が弱

く遠方視をするには凸レンズでの矯正が必要になる。近方にも焦点を合わせられるが、正視に比べて余分な調節力が必要になる。

　4）　乱視

　網膜上で遠点が1点に決まらない状態である。角膜や水晶体の屈折力の不定性で生じる。主たる原因には、角膜の歪みや水晶体・網膜の異常がある。

（3）　斜視

　斜視とは両眼の視線が一致しない状態で、原発性と先天異常などの眼内疾患や脳腫瘍など、器質的疾患による続発性や麻痺性がある。斜視の診断にはその鑑別が必要である。治療の多くは手術療法となり、外眼筋の作用を調節する。

（4）　弱視

　視力の発達が完成しない乳幼児期に、不適切な状態に置かれたため視力の発達が遅れてしまったものを弱視という。逆に、弱視やその原因を早期に発見できれば、予防できる。弱視の治療は、屈折矯正および必要に応じての健眼遮閉である。ただし低年齢児での長時間の健眼遮閉は、健眼の視力低下を引き起こす可能性があり注意を要する。小児は全ての面で発達期にあり、視力も例外ではない。視覚の発達には十分な視覚刺激が必要である一方、それらを妨げる因子を早期に発見し除去する必要もある。

（5）　小児の主要眼科疾患とその治療

　1）　抗感染症薬

　眼瞼炎（まぶたの炎症）・涙嚢炎・麦粒腫（ものもらい）・結膜炎・角膜炎などを含めた術後感染症と、その感染予防には抗菌薬（トブラマイシン等）、また角膜真菌炎には抗真菌薬であるピマシリン等、さらに単純ヘルペスに起因する角膜炎には抗ウィルス薬であるアシクロビル（ゾビラックス等）を使用する。角膜表層の欠損が実質に及んだ場合を角膜潰瘍という。

　2）　抗炎症薬

　外眼部・前眼部炎症疾患の対症療法（眼瞼炎・結膜炎・角膜炎・強膜炎など）

には、副腎皮質ステロイド、例えばデキサメタゾンなどで治療する。

3) 抗アレルギー薬

アレルギー性結膜炎や春季カタルにはクロモグリク酸Na（イフラジン等）が使われる。後者は20歳以下の男子に多くみられる結膜炎で、春から秋に増悪し掻痒感・眼脂（めやに）などを訴えるが冬になると軽快することが多い。

4) 抗緑内障薬

緑内障とは、眼圧が正常値以上に上がり、視神経が障害を受けていく病気である。視神経障害の程度が進むにつれて視野や視力が衰えていく。房水は、毛様体上皮で産生分泌され角膜端の隅角から流出される。緑内障の治療目的は眼圧の降下であり、そのためには房水産生を抑制するか、房水の流出増加を図るかの2法しかない。房水流出促進作用のために、コリン作動薬として塩酸ピロカルピンがしばしば利用される。

5) 抗白内障薬

白内障とは、水晶体が濁り視力が低下していく疾患であり、小児の場合は先天性白内障が多い。薬物治療は、水晶体白濁を透明にするのではなく、白内障の進行を遅らせる目的で行う。水晶体白濁の原因である不溶性蛋白質の蓄積を防止し、進行を抑える薬剤にピレノキシン（カタリン）等がある。

14. 重要な小児耳鼻咽喉科疾患

（1） 外耳道炎

限局性外耳道炎や耳癤では、初期には掻痒感があり、次いで局所の圧痛・自発痛が生じ、開口期に耳介圧迫・牽引によって疼痛が増強する。炎症が増強すると所属リンパ節腫脹を生じ、外耳道腫脹や発赤がみられる。限局性外耳道炎などは、外側の外耳道軟骨部に多く発症する。原因は、外耳道軟骨部皮膚の耳垢腺と皮脂腺の化膿菌（主にブドウ球菌）感染である。水泳や掻爬などの刺激が誘因となる。治療は外耳道を清拭し、抗生剤入りの軟膏を塗布した圧迫タンポンを行う。膿瘍形成の場合は切開し、抗生物質投与の根治療法を行う。

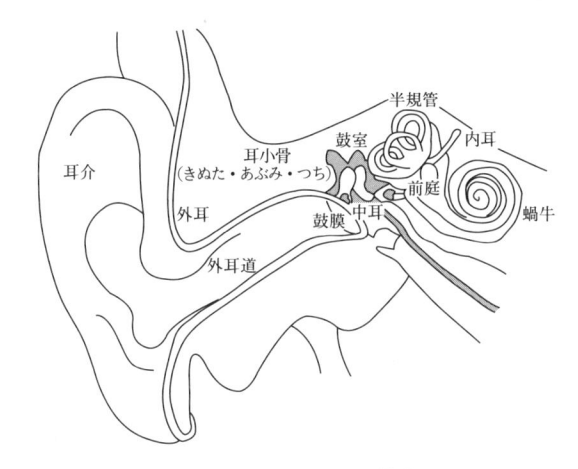

図 3-2　聴覚・平衡器の構成図

（2）難聴および聾

　会話音域の平均聴力可能レベルが 20dB 以上の者を難聴、80dB 以上の者を聾（ろう）という。症状は難聴の程度によって差があるが、高度では言語の聴き取りや理解ができず言語発達遅延をきたす。難聴が徐々に進行するものもある。治療は、先天性外耳道閉鎖や中耳奇形等の伝音難聴であれば手術で改善する。しかし多くは感音難聴であり、その場合は教育的方法に委ねることが多い。

（3）中耳炎

　急性中耳炎では、耳痛・発熱・難聴・耳鳴（じめい）・耳漏（じろう）が主な自覚症状である。耳閉塞感・圧迫感に次いで耳奥の強い痛みがあり、難聴（伝音性）を訴える。発熱は炎症の程度で様々であるが、39℃前後で悪寒戦慄（おかんせんりつ）を伴うこともある。乳突面の圧痛、中耳の炎症が内耳に波及し、めまいを起こす場合もある。大部分は経耳管性の感染による。鼻腔（びくう）・上咽頭感染がある場合、耳管（じかん）機能不全を起こし経耳管的に起炎菌が中耳腔に侵入する。上気道感染は小児に多く、耳管は機能上未熟で短く直線的構造なため経耳管感染が生じやすい。治療には、原因療法・局所療法・耳管通気療法がある。

（4） 鼻および副鼻腔の疾患

1） 鼻アレルギー

小児期にピークを形成し、小中学生の有病率は10％に上るといわれる。小児期は男子の比率が高い。初発年齢は3～4歳をピークに6歳までに70～80％発症するとされるが、近年は初発の低年齢化がみられる。幼小児期は、ハウスダストやダニを主抗原とする通年性アレルギーが主体で、年齢が長ずるにつれて花粉抗原の陽性率が増加してくる。また同一家族内に多発する傾向があることから、その原因として遺伝的素因と環境因子が考えられる。代表的症状は、くしゃみ・水様性鼻漏および鼻閉であり、特に小児では早朝と夕方に多く現れる。治療法は、行動療法（減感作療法）・対症療法などがある。

2） 鼻出血

小児の鼻出血は日常臨床においても多いが、その大部分は入院を要さない軽症例で問題となるものは少ない。しかし稀に、血液疾患や全身疾患の1症状のこともあり、注意する必要がある。大部分がキーゼルバッハ部位からの出血であり、慢性鼻疾患などの鼻漏刺激やアレルギー性鼻炎による鼻部の痒みの不快感から、指先で鼻入口部をいじることが原因であることが多い。また患者の鼻中隔粘膜部より黄色ブドウ球菌の検出率が高いことから、皮膚細菌感染（膿痂疹など）が誘因となっている可能性がある。治療は出血部位の確認が第一で、その部位の処置を行う。

3） 副鼻腔炎

いわゆる蓄膿症である。小児副鼻腔炎の主な症状は鼻漏と鼻閉であるが、鼻声・鼻ほじり・鼻出血なども重要である。その他の随伴症状として、いびき・口呼吸・咳嗽・喀痰・精神障害（根気なくボーッとしている）・全身症状（偏食・食欲不振・易疲労性）などがある。診断には鼻鏡検査の他、5歳以上の小児ではX線検査も有用である。副鼻腔炎は成長発育過程で病態（罹患傾向・病型・病変）に変動があり、成人に達するまでに自然治癒することも少なくない。治療は薬物療法と鼻内清掃や洞チュービング手術などを行う。

15. 小児悪性新生物の重要な知識及び種類

（1） 総論

　悪性新生物（癌）による小児死亡は、1〜4歳では当年代の全死因の第3位を占め、5〜9歳と10〜14歳では第2位、15〜19歳では第3位を占めている。我が国では年間約2,200〜2,500人が罹患している。成人の悪性腫瘍と異なり好発年齢に特徴がある。悪性リンパ腫・脳腫瘍は各年齢層に等しく発症する。神経芽細胞腫・網膜芽細胞腫・ウィルムス腫瘍・精巣（睾丸）腫瘍の80％は4歳までに発症する。また白血病の約半数は4歳までに発症し、骨肉種などは身長の急激に伸びる思春期に多く発症する。小児の悪性新生物の最多は白血病で約40％を占め、脳腫瘍・悪性リンパ腫・骨肉腫と続く。いずれも進行が早いので早期診断・早期治療が最も重要となる。しかし、小児では年間1万人に1人と比較的稀な疾患である上に乳幼児に多く発症するため、自ら早期に症状を訴えることは少ない。さらに症状も、不機嫌・倦怠感・食欲不振・発熱・顔色不良・腹痛・頭痛・嘔吐などであるため、これらだけで最初から小児癌を疑うのは難しい。腹部腫瘤として親に発見されるときには病期はかなり進行していることが多い。診断確定のために、胸腹部・四肢のX線・超音波・CT・MRI（磁気共鳴画像）・血液・生検・骨髄の各検査を行う。疑う腫瘍に特殊なマーカーがある場合は、それに応じた生化学的検査を行う。染色体異常や免疫不全症候群に合併してもみられる。治療では、小児癌は成人と異なり抗癌剤や放射線治療が効くものが多い。同種類の癌でも年齢・組織学的相違・病巣の広がり方・患者の状態などによって手術・放射線治療の選択、また抗癌剤の種類・用法・用量を決定する。これらを最適な時期に最も効果的な組み合わせで行うことが重要となる。もちろん副作用・後遺症への注意も忘れてはならない。

（2） 脳腫瘍

　小児脳腫瘍は、総人口を1億2,500万人とすると、約300万人の有病率になる。小児の場合は、病理学的に未分化で種類の同定が難しいことも多く、これ

も小児脳腫瘍の特徴の1つといえる。小児好発の脳腫瘍として、星細胞腫・髄芽腫・上衣腫が挙げられ、40～50%を占める。また髄芽腫・胚細胞腫・上衣腫が悪性腫瘍で、星細胞腫にも5%ほどに悪性があるため、成人と比べ悪性腫瘍の頻度が高いといえる。成人の悪性腫瘍というと転移性腫瘍と膠芽腫だが、これらは小児では少ない。発生部位では、小児はテント下腫瘍が多く大人はテント上が多い。テントとは脳硬膜の突起のことで、後頭蓋窩の上にちょうどテントを張ったようにみえるため、そうよばれる。発生部位のもう1つの特徴として、脳の真中つまり正中線上に発生することが多く大脳半球には少ない。

この発生部位の違いは症状の違いを理解するため大切である。

16. 重要な小児皮膚科疾患とその治療法

(1) 小児の皮膚特性

皮膚は、成人で約 $1.6m^2$ の面積（畳一畳分）を占め生体表面を覆う最大の器官であり、防壁として生体を外界から隔絶し保護している。正常な皮膚は、外側から表皮・真皮・皮下組織の順に層をなしている。表皮という堅固な構造が外枠の働きをなし、その一部である角質層が摩擦・機械的外力を緩和している反面、薬物の浸透性には障壁となる。こうして外界から皮膚を通しての化学物質の吸収は阻止されるが、経皮的には油脂が毛孔からよく吸収される。表皮からも密封されて浸軟となった状態ではかなり吸収されるし、角層や表皮自体に障害があると吸収はよくなる。このため皮膚表面に塗布された外用薬が吸収され、薬効が期待できる。汗孔を介しての吸収は意外に少ない。

(2) 炎症性皮膚の治療

炎症性皮膚疾患薬について、多くの皮膚病でステロイド外用薬を使うのは主に「湿疹・皮膚炎」に分類される疾患である。身近なものとして、虫刺症（蚊やダニなど）・接触皮膚炎（金属・洗剤などによるかぶれ）・日光皮膚炎（日焼け）・乾燥性湿疹（乾燥で掻いた後の湿疹）・アトピー性皮膚炎などがある。他にステロイド薬を使う特殊疾患として乾癬（炎症性角化症）・尋常性白斑・掌

せき膿疱症・円形脱毛症などがある。ステロイド薬は、白癬やカンジダ症などの真菌感染症には使ってはならない。

（3） 皮膚疾患薬の薬効

薬の効きめのことを「薬効」といい、皮膚疾患での薬効には血管収縮作用・抗炎症作用・免疫抑制作用・細胞増殖抑制作用などがある。

（4） ステロイド外用薬

急性疾患では、初期治療で比較的強めのものを用いる。一般的に角層のバリア機能が低下しているため、ステロイド外用薬が吸収されやすい。そのため強力な外用薬によって速やかな効果が期待でき、短時間で治癒可能でリバウンド現象（症状の反兆増悪）も起きにくい。慢性疾患はステロイド剤を長期にわたって使用することが多いので、長期連用による副作用を最小限に抑えるため、強い薬を漫然と継続使用することは避ける。皮疹部位では、角層が薄く毛孔が多い部位（顔面・陰股部・腋窩）では吸収がよく、反対に角層が厚く毛孔が少ない部位（手掌など）は吸収が悪い。顔面は吸収が良い反面、副作用が出やすいので強い薬を連用する場合は2週間以内にする。

（5） 皮膚の吸収力

幼小児の皮膚は大人のそれより数倍薄いので吸収されやすい。高齢者では吸収は必ずしも高くないが、ステロイドが貯留する角層のターンオーバー（代謝回転）期間が遅延しているために、外用薬の影響が長時間残存する。つまり幼小児や高齢者では、強いステロイド薬を長期間は用いないようにする。

（6） 皮膚疾患薬の剤型

外用薬は、基剤により軟膏・クリーム・ローションやゲル、テープなどがあり、それらによって適応となる病変が異なることを認識する。

（7） やけどの対応

　熱傷（火傷）とは、高熱の気体・液体・固体に触れて生じる皮膚および粘膜の障害で、重症では全身症状を呈し生命の危険に曝される。「やけど」とはいえ、怖いものである。熱源・深度・範囲・部位・年齢などにより症状・経過・予後は異なる。熱傷の深度は３つに分けられる。Ⅰ度熱傷は表皮の発赤・紅斑・灼熱痛・熱感であり、Ⅱ度熱傷はその多くが真皮浅層の熱傷で発赤・水疱形成・湿潤・疼痛・知覚過敏であるが、真皮深層に達すると白色・水疱形成・湿潤・疼痛軽度・知覚純麻が起こる。Ⅲ度熱傷は、真皮全層から皮下組織にか

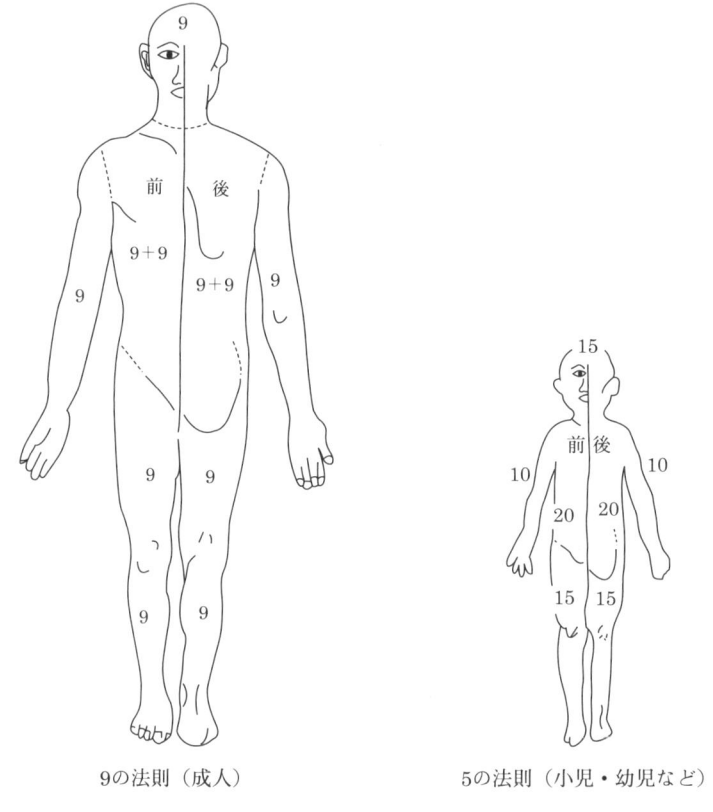

9の法則（成人）　　　　　5の法則（小児・幼児など）

図3-3　熱傷の重症度を判定する面積推定法

面積では、軽症でも30％以上なら全身管理が必要なため救急病院で治療をした方がよい。その他、重症度は熱傷深度にも深くかかわっており、双方の組み合わせで判断される。

けて蒼白・乾燥・無痛・知覚消失が生じ重症である。熱傷の範囲については、小児では5の法則（ブロッカーの法則）や手掌法（掌の面積を体表面積の1％とし熱傷面積が狭いときに用いる）などもある。重症度は、主として熱傷深度と範囲によって決められているが、年齢・部位を考慮に入れ、小児は青壮年者に比べて重症になりやすい。幼小時は皮膚が薄く同じ熱作用でも深い熱傷となり、さらに熱傷に対する抵抗力が弱いことから10％熱傷でもショックなど全身障害に対する対策を立てねばならない。熱傷の治療は、熱傷深度・面積・部位・患者条件などによって異なる（図3-3）。

17. 小児栄養学の重要基礎事項と関連疾患

（1） はじめに

ここでは小児保健や小児医療に欠かせない臨床栄養学の基本であるビタミンを中心に述べる。栄養素とは一般に、糖質・脂質・蛋白質・ビタミン・ミネラルを指す。そのうち、摂取量が多くエネルギー源や体の構成成分となる糖質・脂質・蛋白質を三大栄養素、摂取量が少なくてすむビタミン・ミネラルを微量栄養素とよぶ。微量栄養素が不足すれば体内での栄養素の分解・生合成という物質代謝がうまく行なわれず、体調が悪くなり病気になる。この微量栄養素のうち、ビタミン（以下、Vと略）は微量で人間や他動物の栄養を支配する有機栄養素で、一部を除き複数以上が動物の体内では合成されない物質群である。つまり他の植物などから補わなくてはならない。

（2） 水溶性ビタミン

1) VB_1（チアミン）

炭水化物代謝を促進し消化機能を高め、末梢神経の代謝を活発にし神経炎・神経痛などの神経症状を緩和する作用の他、疲労回復にも効果がある。水溶性Vは多く摂っても副作用はほとんど起こらない。処方対象は、VB_1欠乏症・消耗性疾患・甲状腺機能亢進症・妊産婦・授乳婦・激しい肉体労働時などである。VB_1の需要増大の反面、食事からの摂取が不充分な場合、ウェルニッケ脳

炎（V欠乏症によるせん妄・幻覚・健忘が生じる疾患）・脚気(かっけ)・術後腸管麻痺(まひ)などが起こり得る。VB_1欠乏または代謝障害が関与すると推定される疾患は、神経痛・筋肉痛・関節痛・末梢神経炎と麻痺、そして中枢神経・脳血管・心筋代謝・胃腸運動の各障害、さらに術後消化管麻痺などがある。

2） VB_2（リボフラビン）

脂質代謝改善作用があり、栄養障害・皮膚炎などに効果がある。処方対象は、VB_2欠乏や代謝障害が関与する疾患で、口角炎・舌炎・口内炎・肛門周囲また陰部びらん・急性・慢性湿疹・脂漏性湿疹・ペラグラ（全身性の皮膚炎・口内炎・腸炎などのため食欲不振となり下痢も併発）・日光皮膚炎・結膜炎・びまん性表層角膜炎などである。また頭痛・めまい・錯乱(さくらん)状態などの神経症状を起こすこともあり、尿が黄色くなり臨床検査に影響を与えることがある。

3） VB_6（ピリドキシン、ピリドキサール）

抗皮膚炎因子として発見された。アミノ酸・蛋白質・脂肪代謝改善の作用がある。ピリドキシン・ピリドキサール・ピリドキサミンの3型がある。いずれも体内ではピリドキサールとしてアミノ酸代謝に関与し、皮膚の状態を改善して抵抗力を高める効果がある。鉄芽(がきゅう)球性貧血の治療などに用いる。処方対象は、消耗性疾患・妊産婦・授乳婦などのVB_6欠乏症や口角・口唇・口内・舌の各炎症、各種湿疹・接触皮膚炎・末梢神経炎・放射線障害がある。ニコチン酸製剤は皮膚炎を予防し、胃腸などの代謝を改善して消化力を高める作用の他、血管拡張作用もある。ニコチン酸欠乏症のペラグラ・口角・口内・舌の各炎症・湿疹・日光過敏症・メニエール症候群・末梢循環障害（若い女性に多く寒い日などに指が蒼白ひいてはチアノーゼを呈し痛みや冷感・しびれを伴うレイノー病・しもやけの総称）・耳鳴り・難聴などに用いる。パントテン酸の処方対象は、皮膚疾患・妊娠時・病後回復期などでの摂取不足者で、その効果は副腎機能を刺激しストレスを和らげ、血中コレステロールを下げて冠動脈疾患予防、さらにアルコール解毒・関節炎予防・抗生物質の毒性緩和などの効果がある。

4） VB_{12}（シアノコバラミン）

VB_{12}は、貧血・神経症状・腸粘膜・筋肉の機能などを改善する作用がある。

蛋白合成促進とヘム合成促進作用により、貧血・末梢神経代謝を改善し、神経痛・しびれ・知覚障害を軽減して、腸粘膜・筋機能を正常にする効果がある。VB_{12} は消化管からの吸収が悪いので、一般的に注射が内服よりも有効なことが多い。処方対象は、VB_{12} 欠乏症・巨赤芽球性や悪性貧血に伴う神経障害・VB_{12} 欠乏性妊娠貧血・胃切除後貧血・肝機能障害に伴う貧血・放射線による白血球減少・神経痛・末梢神経炎などの患者である。

5） VC（アスコルビン酸）

生体内で酸化還元反応に関与し、結合組織の形成を促進する作用がある。また、止血・異常色素沈着防止・解毒・造血作用などに関係する。このため不足すると、毛細血管が脆くなり出血しやすくなる。創傷治癒が遅れ骨折しやすくなる。VC 欠乏症の壊血病や、欠乏が関連する毛細管出血・副腎皮質機能障害・鼻出血・歯肉出血・血尿・薬物中毒・骨折時の骨基質形成・骨融合促進・しみ・そばかす・炎症後の色素沈着・日光過敏性皮膚炎・食事摂取不足時の補給（消耗性疾患・妊産婦・激しい肉体労働）などが処方対象である。

(3) 脂溶性ビタミン

1） VA（レチノール）

脂質代謝に関与して発育を促進し、視力・発育・皮膚などの症状を改善する。網膜形成・視覚機能維持・上皮組織形成と維持に関与する。網膜の暗順応を高める作用があり、視紅素形成にも影響がある。また粘膜の異常乾燥・角化改善作用もあり、皮膚・粘膜抵抗性を高める効果もある。体内、特に肝臓に貯留するため過量を長期連用することは避ける。妊娠初期は一般に投与しないが、補給目的で必要な場合は 1 日 5,000IU 未満にとどめる（VA 欠乏症は除く）。VA 過剰症状（皮膚掻痒・脱毛・神経過敏症・肝肥大など）が長期連用時に確認したら服用を中止する。処方対象は、VA 欠落症の夜盲症・角膜軟化症・角膜と結膜の乾燥症や欠乏が関与する角化性皮膚疾患などである。

2） VD（カルシフェロール）

活性型 VD は、骨から溶出したカルシウムを再び骨に沈着させて、骨を丈夫にする作用がある。カルシウム・リンなどの代謝を正常に保ち、骨や歯の新生

を促進する作用もある。特に中高年で骨粗鬆症の疑いのある人は、骨折予防のために必要になる。脂溶性Vなので、過剰摂取した場合は副作用が起こる。VD製剤は光によって変化を受けやすいので遮光して保管する。低カルシウム血症・テタニー（痛みを伴うけいれん）・骨痛・骨病変・慢性腎不全・副甲状腺機能低下症・クル病・骨軟化症・骨粗鬆症などに処方する。

3) VE（トコフェロール）

微小循環・ホルモン代謝・糖代謝・脂質代謝などに関与する。末梢血管を強化し、生殖機能・甲状腺機能を正常にする。VE欠乏症・末梢循環障害（間欠性跛行（はこう）・動脈硬化症・静脈血栓症（けっせん）・血栓性静脈炎・糖尿病性網膜症・凍瘡（とうそう）・四肢冷感症（し））・妊娠機能障害（排卵障害）などが処方対象となる。

4) VK

肝臓内でプロトロンビンなどの血液凝固因子の生成を促し、血液凝固能を保持する作用がある。クマリン系やサリチル酸系抗凝血薬・抗生物質などの長期服用により腸内細菌がVKを作れなくなり、不足時や肝機能障害などにより出血傾向の亢進時などに用いられる。新生児や各種製剤（経口（けいこう）抗凝血薬・抗生物質）投与中に起こる低プロトロンビン血症に対しても有効である。VK欠乏性の各疾患の他、VK欠乏で起こる出血で用いられる。

第4章　教養としての性科学

1. 臨床「性科学」の概要

（1）異性を正しく知るということ——より良い男女関係のために

これからの時代、女性にとってはもちろん、また本当は男性にとっても、女性の心身とその失調や女性ゆえの生理あるいは病態を正しく理解することは、医学に関わる一般教養として非常に重要なことの一つと思う。なぜなら、男女を問わず、性に絡む問題つまりストーカーや痴漢のような異常行動はもちろん、日常よく耳にするセクハラなどのようなものでも、根本的には相手つまり異性の心理・行動を正しく理解しない、もしくはできないところに由来することが多いと思われるからである。そのような性的事件や犯罪に限らず、両性が人生のできるだけ早い段階で、知識・心理上だけでも異性をよく理解しておかないと、「望まない妊娠」とその後の「人工妊娠中絶」という大変な出来事に対する当事者になる確率が増す。つまり人生のあまりに初期から、性的問題の悲劇に直面すること

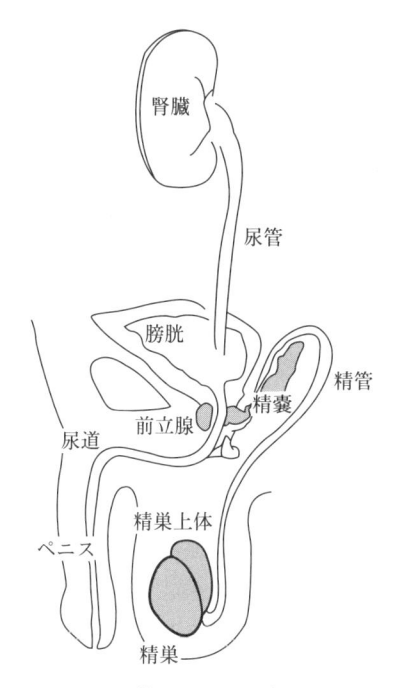

図4-1　男性泌尿器・生殖器の概略
精子は精巣で作られ精嚢に貯えられる。性的刺激や興奮でペニスは勃起し、射精という現象が起きる。

になる。しかも性感染まで併発すれば、もはや「地獄」に近い事態に至る可能性がある（第5章参照）。性科学に無知でいると、梅毒やエイズのような死に至る病が多くあることに気付かない。さらに精神的異常もきたす。したがって、生理的変化を重ねる両性とくに女性の身体の生理について、男女ともに教養として知っておいてもらいたい産婦人科の医学的知識を中心とした性科学に関する内容について述べる。男性に関する「臨床性科学」は、医学的専門でいえば泌尿器科に当たるが、ここでは男性性殖器の解剖図とその説明にとどめる（図4-1）。

（2）母性科学入門

産婦人科学と母性科学は学ぶ目的は若干異なっていても、基本的に教えるべき内容の基礎はほぼ同様であって「母性科学」という本来の趣旨にこだわれば男性読者が入り込みにくいという印象があるため、両性に入門的知識をよく学んでほしいという願いから、婦人科学と産科学的な基礎的内容を述べることとした。

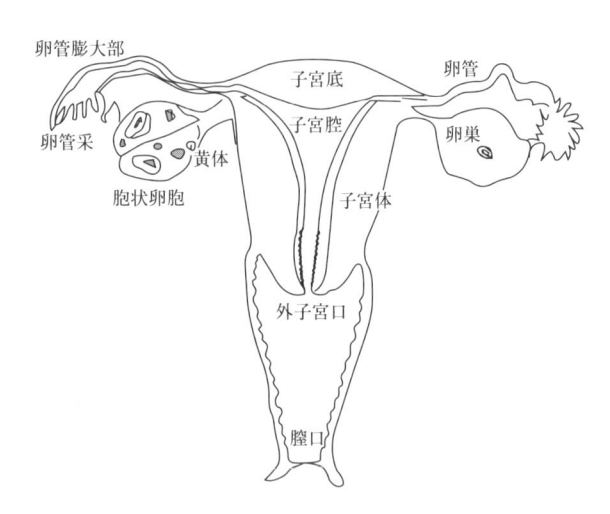

図4-2　女性生殖器と内部概略

　　膣内に射精された約3億個の精子は外子宮口付近に貯まり、すぐに子宮腔
　　を泳いで子宮底に向かい、卵管に入っていく。主に卵管膨大部付近で最初
　　にたどり着き、卵に侵入できた精子が受精して、胎芽に発生する。

2. 婦人科学

（1） 正常妊娠の生理

卵子と精子が結合してできた受精卵を自分の体内に保有している状態を妊娠といい、その女性を妊婦という。妊娠は受精卵の着床で始まり、分娩・流産などで終了する。初めて妊娠した者を初妊婦、妊娠経験のある女性を経妊婦という。同様に初めて分娩する女性は初産婦、妊娠22週以降の分娩の経験を持つ女性は経産婦である。妊娠継続期間は、最終月経の第1日から数え、平均280日である。妊娠週数は「満何週」で示される。

妊娠が成立することを「受胎」といい、そのためには次の条件が必要である。

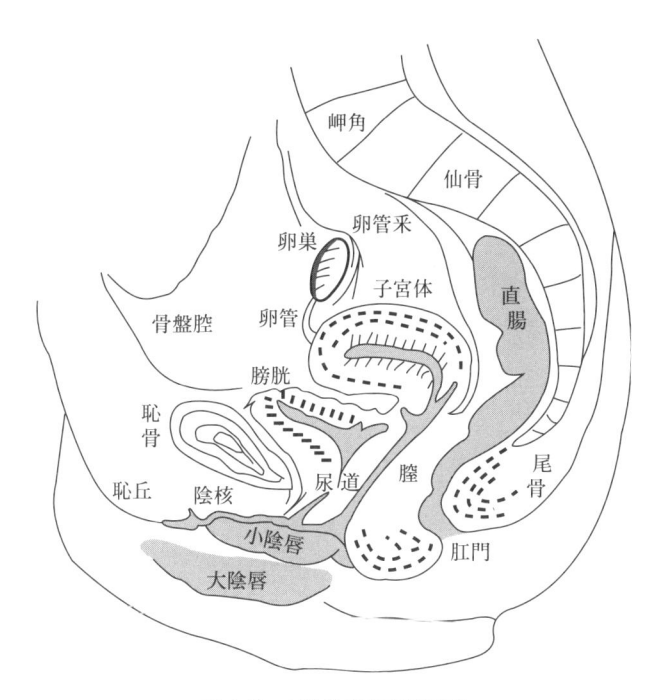

図4-3 女性器の正中断面図

その中の1つでも障害された場合には正常な妊娠は成立しない。①卵巣から卵子が排出される（排卵）。②排出された卵子が卵管内に進入する。③精巣（睾丸）で作られた受精能力のある精子が男性器から膣内に排出される（射精）。④射精された精子が子宮腔を通り卵管内にまで進入する。⑤卵管内で卵子と精子とが出会い、精子が卵子に入って両者の核が合一する（受精）。⑥受精卵が卵管から子宮腔内に運ばれる。⑦子宮内膜に受け入れ準備が完成し、そこに受精卵が定着する（着床）。ここで④までは受精する前提条件、そこから⑦までは受精と完了後経過として必要条件ということになる。成熟卵胞の中に存在する卵細胞は直径が 100μ（ミクロン）程度で、肉眼でも1点として認めることができる人体で最大の細胞である。卵細胞の核内にある染色体数は、初めは一般細胞と同じく46個（44＋XX）で、このまま精子核と結合すると染色体が2倍になってしまうため発生できない。そこで卵細胞は分裂して染色体数を半減させ、初めて成熟した卵細胞となる。これを成熟分裂といい2回の分裂からなる。第1回の成熟分裂（減数分裂）は大小2個の細胞に分裂するが、この際に核内染色体数は半減して23個（22＋X）となる。第2回分裂の結果生じた大型細胞が成熟卵細胞である。卵巣内の成熟卵細胞から卵子が排出することを排卵という。排卵後の卵の生命は24時間以内と考えられ、それ以上経過した場合は受精能力がなくなる。排卵された卵子は、卵管采上皮の線毛運動によって直接卵管内に入り流れに乗って進んでいく。

（2） 胎盤と羊水の形成

受精卵が子宮内膜に着床すると、多層の絨毛が子宮内膜内に進入する。絨毛は増殖し内膜の毛細血管壁を破壊し、母体血が絨毛間に染み出してくる。受精卵の着床後約1ヵ月で空隙は大きくなり、絨毛は子宮内膜深部に達し動脈壁が壊されると血液は空隙内により多く流入し、それが酸素中栄養分を供給する。こうして胎盤は妊娠15週（妊娠4か月末）頃に完成する。胎芽は受精卵に付着し、その付着茎は次第に伸びて索状の臍帯となる。臍帯には2本の脈管が走っており、動脈は血液を胎児から胎盤に、静脈は胎盤から胎児に運ぶ。胎芽を覆う膜は羊膜とよばれ、羊膜で囲まれる内腔には液体（羊水）があるが、妊

娠進行につれ増量し胎児が成長する最適の環境をつくる（図 4-4）。

（3） 胎児発育とその生理
1） 胎児の発育

着床直後（受精後およそ半月）に胎芽を形成していた細胞集団は、3 群の細胞すなわち最外側の「外胚葉(はいよう)」、間の「中胚葉」ならびに内側の「内胚葉」に分化する。全ての器官や組織はこの 3 層の細胞群（3 胚葉）から発生する。

妊娠 3 週末には胎芽は 1mm 前後になる。目・耳・四肢などすべての器官の起源は存在するが痕跡的である。妊娠 4 ～ 7 週で長さ 3cm ほどになり、脳が他の部分よりも急速に発達し身体の大部分を占める。尾は短くなり四肢の隆起が現れる。胎児は妊娠 8 ～ 11 週で身長 8cm 体重 20g ほどになる。頭部・体幹・四肢が明瞭に区別され、指や爪も形成し始める。外陰部の分化が始まり骨

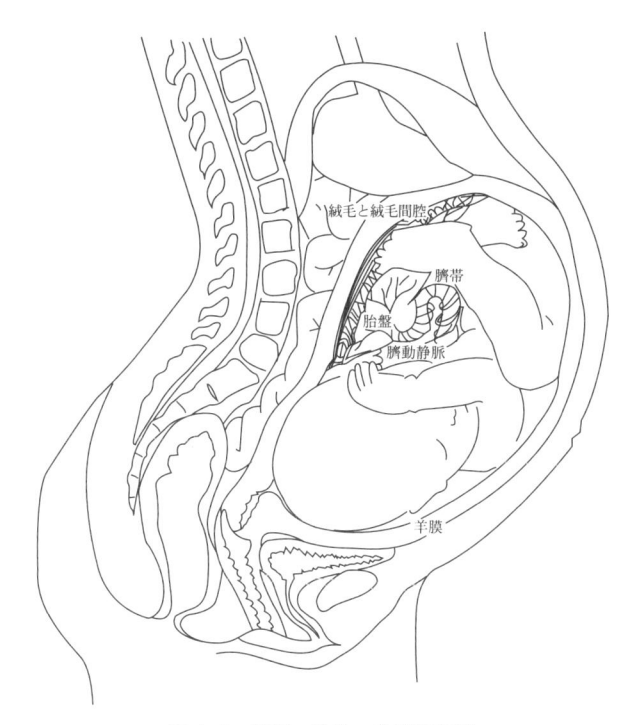

図 4-4　子宮・胎児・胎盤の関係

が出現する。心拍を超音波法で認め、妊娠8週目から「胎児」と呼ぶようになる。妊娠12～15週では身長15cm体重100gになる。頭部はまだ大きく性別は明瞭になる。皮膚は赤く透きとおって生毛（うぶげ）が生える。腸には胎便が残り、児心音（しんおん）や胎児運動（胎動）を確認できる。妊娠16～19週で身長25cm体重250gになり、母体は胎動を自覚し児心音は聴診器で聞ける。頭部は大きく皮下脂肪は少ないが、爪や毛髪はすでにできている。妊娠20～23週には身長30cm体重650gになる。身体のバランスもとれ皮膚に胎脂（たいし）が付き始める。この時期の出生児は肺が未発達なため独力で生活を続けるのは無理だが、NICU（新生児集中治療室）での集中管理を行えば生存の可能性もある。しかし死亡率は高く後遺症や合併症などの問題もある。妊娠24～27週で身長35cm体重1kg前後に達する。目は開き皮膚は赤く皺（しわ）がある。肺と腸管の発達がまだ不十分なためNICUで管理を行う必要がある。妊娠28～31週で身長40cm体重1,700g、骨は硬くなり精巣も下降し陰嚢（いんのう）に達する。妊娠32～35週には身長45cm体重2,200g、胎脂は少なく皮下脂肪が増す。皺や襞（ひだ）が少なくなり身体は丸みを帯びる。諸器官は発達し、適切な看護で子宮外生活もできる。妊娠36～39週で身長50cm体重3,200g、全身の生毛はほぼ消失し頭部と上腕だけ、胎脂も腋窩（えきか）・股間（こかん）・肩甲（けんこう）だけに残る。頭髪は4cmほどで、男児では精巣は陰嚢内に収まり、女児では大陰唇が発達し小陰唇を覆う。娩出後、すべての器官が正常機能を営み得る。

　胎児頭蓋（ずとうがい）は9個の骨からなるが、成人のように固く結合せず膜で連結しているため、骨と骨の間に縫合（ほうごう）（組み合わさったギザギザの境界部）と泉門（せんもん）（境界線の間にできた頭皮部分）をつくる（図4-6、7）。矢状縫合（しじょう）・前頭縫合や左右冠状縫合が会合する箇所に大きな菱形間隙（りょうけいかんげき）があり大泉門という。一方、左右頭頂骨と後頭骨が合一した箇所、言い換えれば矢状縫合と左右のラムダ縫合が会合する部分には小さい三角形状の小泉門がある。縫合や泉門があるため、分娩中に頭蓋骨は互いに重なり合い母体骨盤に適合するように頭蓋が変形し、抵抗が最も少なく障害を受けずに骨盤腔を通過できる。このような頭蓋の変形し得る性質を、頭蓋の応形（おうけい）機能という。妊娠前期は羊水量に比べ胎児が小さいため子宮内での位置や姿勢は自由に変化するが、後期に入ると胎児が急に発育する

ので位置も安定する。また胎位とは胎児縦軸と子宮縦軸の関係で、胎向とは児背(はい)と母体側との位置関係のことをいう。

2) 胎盤・絨毛と羊水

　胎盤は胎児の生活を保証する重要な器官で、胎児成長と生存に不可欠な存在である。それには胎児面と母体面とがあり、胎児と共に発達し成熟するがやがて衰え老化する。妊娠末期は円盤状で、直径20cm弱、厚み約25mm、重量約500gである。胎児側に羊膜があり、卵膜が袋状になって胎児・臍帯・羊水を包む。子宮収縮などによって内圧が上昇すると卵膜は破れる。これを破水(はすい)といい、分娩開始の重要な徴候である。卵膜はそれまでは感染から胎児を守ってきた。胎盤には細かく枝分かれした絨毛が多数あり、絨毛は胎盤内で母体血中に浮かび、母体血は子宮動脈を経て胎盤に流入し絨毛間腔に入る。一方、胎児血は臍動脈を通って胎盤に入り、絨毛内の毛細血管を通り臍静脈を経て胎児に戻る。絨毛は間腔の母体血から水・酸素および栄養物を吸収し、臍帯を介し胎児に与える。一方、胎児代謝によって生じた二酸化炭素や老廃物は、臍帯を経て胎児から胎盤に戻り母体血中に排泄される。抗生物質・ビタミン剤、その他の薬物類も胎盤を通って胎児に移行する。しかし母体血は直接には胎盤中に入らず、胎児血は胎盤から母体側へ出ないので、母体血と胎児血が混合することはない。こうして胎盤は、酸素や栄養を供給し二酸化炭素・老廃物を排出する通路になることで、胎児の生命維持と成長に大きな役割を果たす。羊水は、卵膜内に存在して胎児の生活環境をつくる液体で、無色透明・アルカリ性を示す。量には個体差があるが、800mlを超えて多くなり何らかの症状を伴う場合は羊水過多症(かた)とよばれ、胎児・母体双方に障害を及ぼすおそれがある。羊水中に、胎児皮膚を液体環境から守るために覆う白色の固体脂肪があり胎脂(たいし)とよぶ。胎児は出生前も少量は排尿するため、羊水には尿も含まれる。その他様々なものを含むが、常に無菌状態である。羊水を微量採取し性状や含有物を調べると、胎児成熟度や疾病(しっぺい)有無を知ることができる(羊水検査)。羊水は、胎児を子宮壁圧迫から守り、胎動を自由にし発育を助け胎児と卵膜の癒着(ゆちゃく)を防ぐ。また分娩時には胎胞形成(たいほう)、頸管(けいかん)の緩(ゆる)やかな展開、破水で産道を潤(うるお)し胎児を通過しやすくし、また産道を洗い流すなど大きな役割を果たす。

3) 胎児生理とその変化

　胎児は子宮内で位置を変えながらよく運動し、また静かに休息もする。ときには胎児活動が激しいため母体休息を妨げることもある。子宮内での胎児機能のほとんどは胎盤を介して母体に依存する。しかし出生後は保護が無くなり自立し、温度変化などの厳しい大気中で生きていかねばならない。そのため出生後すぐに啼泣（ていきゅう）によって肺胞まで空気が入り込み、萎（しぼ）んでいた紙袋のようだった肺も拡張し、卵円孔（らんえんこう）閉鎖やボタロー管萎縮（いしゅく）などで成人と同様の循環系に変化する。消化器系も、腸は暗緑色の粘稠（ねんちゅう）な胎便で満ちているが生後数日で完全に排出される。腎臓も出生前はほとんど機能しないが、出生直後から尿排出量が著増し、同時に老廃物量が増加する。正常新生児は他の器官についても出生後数時間で子宮外環境に素早く順応し、早くも10日後には全器官の機能が成人とほぼ同様になる。

　循環系の変化では、出生直後に左心室から大動脈を通って酸素の多い血液が全身に送られ、毛細血管を通過して静脈に入り酸素を使い切った血液は大静脈を経て右心房に戻る。その後血液は右心房の収縮で右心室に入り、肺に拍出され肺毛細血管で血液は酸素を再び与えられ動脈血となり、肺静脈を通って左心房に戻り、再び同様の循環を繰り返す。一方、胎児は胎盤で酸素をもらうことで肺循環を必要としないため、血液循環は出生後とは非常に異なる。血液の一部は心房隔壁（かくへき）の開口部（卵円孔）を抜けて、右心房からすぐ左心房に入る（図4-5）。他は右心室に下り肺動脈に拍出される。肺への血液流入はごくわずかで、大部分はバイパスのごときボタロー管（動脈管）を経て直接に大動脈に入る。通常、このボタロー管と卵円孔は生後すぐに閉じる。同じ心拍動で大動脈に拍出された血液と混じり全身に送られるので、胎児循環では身体各部分に酸素の多い完全な動脈血は送られない。この慢性的酸素不足が、生まれたばかりの新生児の皮膚が紫紅色をして「赤ちゃん」と呼ばれる理由でもある。

（4）　異常妊娠・妊娠悪阻（おそ）と子宮外妊娠

　妊娠中に母体や胎児のどこかに病的状態が起こった場合を異常妊娠といい、妊娠母体の全身性疾患（妊娠中毒症・貧血など）、胎児および胎児付属物の異

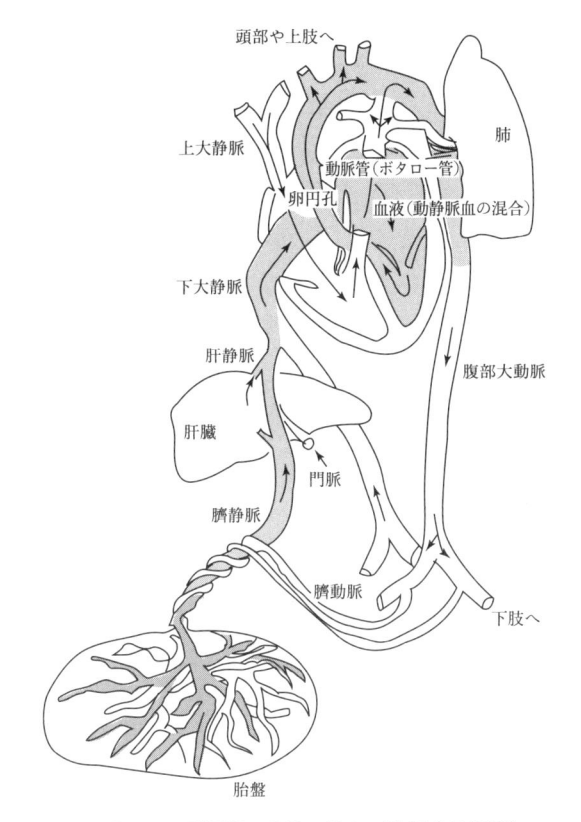

第4章　教養としての性科学　*157*

図4-5　胎児期の血液の流れ（胎児血液循環）

常（胎児・胎盤・臍帯異常など）、子宮外妊娠、妊娠持続期間の異常（流早
産・過期妊娠などに分けられる。異常妊娠はすべて病的状態であり治療を要す
る。したがって少しでも上記異常が発見された場合は、まず専門医師の指示を
受け適切な看護を行わなければならない。異常妊娠が適切に治療されないと分
娩や産褥の経過に対しても悪影響を与えるので、異常を早期に発見し治療する
ことが大切である。そのため異常妊娠について必要最小限の知識はもつべきで
ある。
　妊婦に高血圧・蛋白尿・浮腫の症状がみられ、それらが妊娠に関連した症状
である場合、妊娠中毒症と診断される。妊娠中毒症は単一疾患ではなく、異な

る病態の複数疾患の複合したものと考えられる。妊娠中毒症は通常、軽症・重症・子癇の3種に分類される。軽症は上の3症状のうち1つ以上が存在するがすべてが軽いものをいう。子癇は最も重症で、妊娠中毒症により生じた「けいれん発作」で、てんかん・脳腫瘍など他疾患による以外のものである。

　全妊婦の7割以上に妊娠時、嘔吐などの症状（いわゆる「つわり」）が出現するので、それは生理的現象といえる。したがって軽度では問題なく、特に治療せずとも多くは次第に軽快する。しかし稀に、症状が徐々に強くなり全身障害をきたし、ついには生命に危険を及ぼすことがある。これを妊娠悪阻とよび、頻度は妊娠200に対し1例以下である。妊娠悪阻の予防には、生活や食事指導・精神療法・薬物療法などにより、つわりを悪化させないことが肝要である。

　子宮外妊娠は、正常な子宮腔以外の場所に起こる妊娠（外妊ともいう）をいい、受精卵が着床する部位により卵管妊娠（卵管膨大部・峡部・間質部）の他にも幾つかに分けられる。卵管妊娠の原因と経過は、卵管内炎症・癒着・奇形・子宮内膜症などにより卵子の輸送途中に障害があると、子宮に到着する以前に卵子の発生が進んで卵管内に着床する。多くは妊娠初期に中絶するが、卵管流産と卵管破裂の2型がある。卵管流産では破れた胎嚢から排出され卵管采から腹腔へ排出され、卵管破裂では胎嚢とともに卵管壁が破れ腹腔内に排出される。症状は中絶によって初めて発現、すなわち一定の無月経期間の後に突然下腹部に痛みが走り、特に卵管破裂では激痛である。前後して出血が始まり、また内出血症状が現れる。卵管破裂の場合は出血もひどく、顔面蒼白・冷汗・めまい・嘔気・嘔吐を訴え出血性ショックを起こす。緊急手術になる例が多い。

（5）　流早産と妊娠中出血

　流産は妊娠初期から22週未満までの分娩で、早産は妊娠22週から37週未満の分娩をいう。分娩が自然に発生したものを自然流早産、人工的に中絶したものは人工流早産といい、連続して3回以上自然流産が繰り返される場合を習慣流産とよぶ。自然流産は全妊娠の2割弱に達し、早流産の約半数は妊娠数ヵ月目に起こる。原因はまず胎芽・胎児の死亡であり、その要因として染色体異

常などがある他、胎児などが何らかの原因で早期に子宮から排出されることがある。惹起因子として子宮異常・胎児付属物異常・母体の全身疾患などがあるが、早発子宮収縮などの機能的また奇形・腫瘍などの器質的異常の割合が高い。

　性器出血は妊娠症状の中でも比較的よくみられる症状であるが、放置すれば重大な結果を招くことがある。そのため確実な鑑別診断が必要であり、少々の出血でも妊娠中は専門医の診察を受けた方がよい。妊娠初期の性器出血を主症状とする疾患のうち、最も頻度の高いものは流産である。切迫流産では不規則な少量出血だけが主症状であるが、流産が進行すると下腹痛を伴い出血量が増える。頻度は高くないが、第3か月までに起こる出血性疾患では、葡萄の房状になった胎盤が原因で起こる胞状奇胎が有名である。暗赤色出血が少量から始まり次第に増量する。子宮外妊娠の出血は、予定月経を数週過ぎた頃に少量が断続的に起こることが多い。破裂して中絶すれば激烈な下腹痛や貧血症状が現れる。妊娠後半期に何らの誘因も無く痛みも伴わずに、発作性・断続性に鮮血の出血がある場合では前置胎盤も疑うべきである。早産では出血量は少ないことが多く陣痛様の痛みを伴う。その他、妊娠全期間を通じての出血には、頸管ポリープ・子宮膣部びらん・子宮頸癌などがある。

（6）妊娠中の感染症

　トキソプラズマ（Toxoplasma）・風疹（Rubella）・サイトメガロウイルス（Cytomegalovirus）・単純ヘルペスウイルス（Herpes simplex virus）の4種類の感染症を、イニシャルをとったトーチ（TORCH）症候群という。妊婦がこれらに罹患すると、共通して母体症状は軽くても胎児に重大な先天異常を発生させることがある。

　梅毒は、感染後に病原体が胎盤を通過するのに6週間を要する。また、母親が先天梅毒の場合には胎児感染の心配はほとんどない。妊婦健診の初診時には必ず梅毒血清反応（STS）が行われるが、それが陽性の場合にはTPHA検査も行う。これらがいずれも陽性の場合にはペニシリン注射または内服が必要となる。

肝炎については、現在のところ肝炎ウイルスはAからEの5種類がある。このうちAとEは食事など経口的に感染するものである。B・C・Dは血液を介して感染するので、血液中にウイルスがいると母子感染の危険性がある。B型肝炎ウイルスでいうと、HBe抗原陽性の母親から生まれた新生児はほとんどがキャリア（潜在性感染者）になる。HBe抗体が陽性であると、キャリアになることは生後ほとんどないが、数ヵ月後に急性肝炎や劇症肝炎を起こすものが少数ながらあるので予防処置をした方がよい。抗原陽性の母親から生まれた新生児には出生直後と2か月後に抗B型肝炎ヒト免疫グロブリンを注射し、B型肝炎ワクチンを数か月あけて3回注射する。このように母と胎児の間の感染を「垂直感染」という。医療従事者の感染が多いのは患者に用いた注射針を誤って自分や周囲の者に刺してしまうからである。万一そのような事故が起きた場合には速やかにγ-グロブリンを注射し輸血後肝炎にも注意する。このように出生後に無知あるいは過誤によって関係者に感染することを「水平感染」とよぶ。

　エイズ（AIDS）は、Acquired Immuno-Deficiency Syndromeの略で「後天性免疫不全症候群」と訳される。すなわち原則は出生後に感染して免疫異常をきたす疾患である。エイズはウイルス（HIV：ヒト免疫不全ウイルス）の感染によって起こる。HIVの三大感染経路は、血液（輸血や同じ注射器使用での薬の廻し打ちなど）・母子感染（母親がエイズの場合、子の3割以上が感染する）・性的接触（異性間感染・同性愛者間感染など）である。予防には、危険な性的接触の回避、相互に信頼できる1人の相手のみとの性行為、エイズ以外の性病罹患者との性交回避、傷や分泌物（性的分泌物も含む）からの感染回避、性体験不明な相手との性行為では必ず直接接触のない安全な避妊法を用いるなどがある。現段階で特効薬や確実な治療法・予防法がないことを認識する。

（7）　周産期の薬物使用と妊娠中の予防接種

　基本的にほとんどすべての薬物には何らかの副作用はあると考えてよい。妊娠・授乳期における薬物使用は、その「母体への有益性が危険性を上回る時にのみ用いる」のが原則である。妊娠の初期（特に妊娠10週まで）ほど奇形

発生の危険性が高い。つまり、胎児の器官が形成される時期に奇形発生作用が強い物質（すべての薬剤ではない）が働くと、その器官に奇形が起こりやすい。奇形発生作用の可能性がある薬剤として、抗てんかん薬・抗凝固薬・ホルモン剤・抗癌剤・抗生物質・向精神病薬・抗糖尿病薬などの薬剤が知られているので、妊娠の可能性がある時は前もって主治医と相談しておくべきである。

生ワクチン接種は全妊娠期間を通じて行うべきでない。風疹ワクチンは胎児感染を引き起こす可能性があるため、妊娠可能性がある女性に接種は行わない。また接種後は、少なくとも数か月間は妊娠しないよう注意する。

（8） 胎児の発育異常

出生児の体重が 2500g 未満の新生児を低出生体重児（SFD 児）という。早産であれば当然だが、正期産また稀に過期産でも体重が少ないこともある。SFD 児には先天的異常児や多胎妊娠・骨盤位（逆子）・羊水過多症などの産科合併症あるいは糖尿病・高血圧症・心疾患・妊娠中毒症など全身性疾患を有する産婦からの出生が多い。このような胎児発育に及ぼす環境要因には、異常妊娠すなわち妊娠中毒症・梅毒などの母体疾患や多胎・前置胎盤などの妊娠異常を伴うもの、胎盤血管の吻合がある一卵性双胎で吻合部を通じての不平等な血液灌流により一方が低体重児となることがある（双胎間輸血症候群）。また妊娠中の疾患で、貧血・結核・心疾患・急性伝染病・腎盂腎炎などを有する妊婦からも SFD 児の出産が比較的多い。妊婦の栄養状態にも影響され、胎児発育に必要な栄養は胎児優先に確保される傾向があるため、一般に軽度栄養不全では新生児の体重低下はみられない。しかし栄養不全の妊婦に、一層の栄養不足が生じると明らかに SFD 児の出産率が高い。また妊娠中の過労についても、勤労女性では専業主婦よりも SFD 児出産の頻度が高く、特に妊娠中の過労・社会的経済的に厳しい条件時に多い。さらに睡眠時間・喫煙や飲酒も重要で、多量喫煙をしていた母親から生まれた新生児は、喫煙しない母親から生まれた新生児より平均して体重が少なく特に SFD 児の出生率が高い。死産・周産期や新生児の死亡も多いともされる。妊娠中は、特に禁煙すべきである。飲酒は少量であれば問題は少ないと考えられるが、過量飲酒の母親からは胎児アル

コール症候群をもつ新生児が生まれるとされ、多量の飲酒は厳に慎むべきである。妊娠中の保健指導も大切で、適切な保健指導を受けた妊婦群でのSFD児の頻度が約8％に対し、保健指導を受けなかった妊婦では約20％にのぼるとされる。なおSFD児は20歳未満の若年妊婦と35歳以上の高年妊婦の出産に多く、低身長やSFD児出産の既往をもつ妊婦に頻度が高いといわれる。

3. 産科学

（1） 正常分娩

分娩とは胎児およびその付属物が、陣痛および腹圧により子宮から母体外に排出される現象をいう。初めて分娩する女性は初産婦、すでに分娩を経験している女性が経産婦である。分娩に影響を与える要因としては、まず通り道としての産道がある。産道は、骨産道（骨盤）と軟産道（軟組織）とを合わせた直径になる。胎児を外部に押し出す力となる娩出力も大切な要素であり、それによって押し出される胎児自体と、臍など胎児に付着する移動体の性状も影響を与える。さらに骨盤は4つの骨（2寛骨・仙骨・尾骨）からなり、関節や靱帯と繋がる筒状の形態をしており、それらが取り囲んでいる腔に胎児が娩出される通路がある。これが骨産道で、胎児の頭（児頭）が最大かつ骨部であるため、狭く硬い産道を児頭がいかに通過するかが分娩経過に大きな影響を与える。したがって骨盤口の形と大きさが非常に問題で、胎児が骨産道を通過する際に、児頭が大き過ぎるか母体骨盤が小さく骨産道が狭い時、児頭骨盤不均衡（CPD）になり難産が予想される。これに対し軟産道とは、子宮下部・頚管・膣（会陰）までの軟部にある通過管をいい、実際の分娩時にはかなり拡張する。さらに陣痛力と腹圧力の合力で、胎児とその付属物を外部に押し出す娩出力がある。陣痛とは、妊娠・分娩に伴って不随意に反復する子宮収縮のことで、個人差もあるため必ずしも感じる痛みは同じではない。陣痛発作に伴い出現する腹壁筋・横隔膜筋・骨盤底筋の収縮・緊張によって起こる腹腔内圧を腹圧という。基本的には随意性であるが、分娩末期になると多くが不随意的に生じる。胎児自体は娩出力で産道通過する胎児サイズ・胎位・胎勢（胎児姿

勢）が分娩経過に影響する。特に頭部の大きさが重要となる。胎位はほとんどが縦位であり、その9割以上が前方後頭位で最も軽い分娩になる可能性が高い。

　分娩経過は3期に分けられ、開口期（分娩1期）は分娩開始から子宮口が全開大するまでで、分娩中最も時間が長い時期である。陣痛が規則正しく反復し、子宮下部は次第に開大する。卵膜が子宮壁から剥離し、多少の出血が起こる（産徴、しるし）。その後開き始めた頸管に向って子宮内の羊水が圧出され胎胞を形成する。さらに強い陣痛が反復し子宮口の開大が10cmほどに達すると、胎胞が破れ少量の羊水が流出する（破水）。続く娩出期（分娩2期）は子宮口全開大から胎児娩出までで、所要時間には個人差がある。娩出陣痛と胎児下降の際は、産婦にとって陣痛が最も強くなる時である。児頭が陣痛発作時には陰裂間に現れ、間歇時には消失する。やがて児頭が陣痛間歇期にも露出して後退しなくなると、次に胎児娩出が起こる。まず児頭が出、次いで肩甲が出て胎児は完全に娩出され、第1呼吸を行うべく啼泣する（図4-8）。産婦が最も落ち着く瞬間である。後産期（分娩3期）は胎児が娩出されて後産（胎盤などの胎児付属物を排出）が完全に終わるまでの時間で、胎児娩出後5分以内で後産期陣痛が到来し子宮はさらに縮小、胎盤は子宮底から完全に剥離し卵膜や臍帯とともに母体外に排出される。正常分娩の経過で、分娩時間に最も影響するのは頸管開大の遅速である。一般に経産婦は比較的短時間で終える。

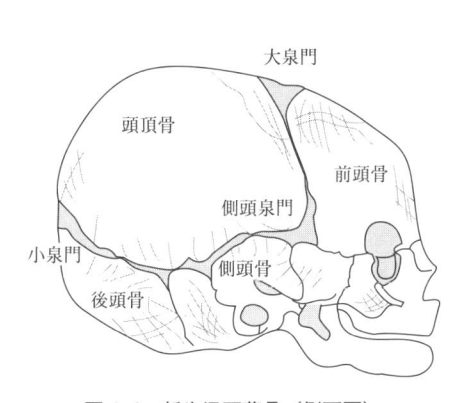

図4-6　新生児頭蓋骨（側面図）　　図4-7　新生児頭蓋骨（上面図）

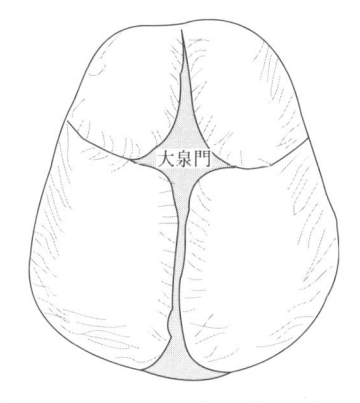

(2) 異常分娩

産道異常に骨産道異常がある。これは狭骨盤が原因として多く、骨盤口の広さが正常よりも狭いために児頭あるいは先進部との間に不均等をきたし、分娩障害をきたすものである。中でも児頭骨盤不均等の場合が最も多い。産科真結合線（骨産道の実際上の最短直径：図 4-8）が 10.5cm 以下であると胎児の通過不能が現れ、9.5cm 以下になるとほとんど通過不可能となるため「帝王切開」手術の適応となる。症状として、早期破水・微弱陣痛・子宮破裂の危険時、軟産道・神経圧迫、さらに長引くと感染や骨盤内臓器損傷を招きやすい。胎児には頭蓋の圧痕・骨折・血腫・産瘤・仮死・死亡を招くこともある。狭骨盤とは逆に、骨産道直径が長く骨盤腔が広過ぎるもの（広骨盤）もあるが、産道内抵抗が少ないため分娩経過が早く、逆に会陰裂傷や軟産道損傷の危険性がある。他に軟産道異常の場合もあり、子宮口の硬靭・狭窄などで、原因は高年初産（35 歳以上の初産）・裂傷・手術後瘢痕・癒着などがある。膣や膣口狭窄の場合は、上と同様原因の他、処女膜・膣下部・会陰の強靭などがある。症状は、子宮口の硬靭・狭窄があれば微弱陣痛、逆に陣痛が強くて子宮破裂を起こすこともある。膣や膣口の狭窄は、分娩時に微弱陣痛をきたし母児双方の危険を伴う。

娩出力異常には陣痛異常があり、中でも微弱陣痛は発作が短く間歇が長く子宮収縮は弱い。逆に過強陣痛は、強く長い発作と短い間歇により子宮収縮が異常に強まることである。子宮収縮剤多用・早期破水・胎位異常・軟産道強靭・狭骨盤などで起こりやすい。ときに子宮破裂・膣会陰裂傷をきたすことがある。けいれん陣痛とは、子宮が持続的に収縮するため発作時間が長く間歇が少ないもので、過強陣痛より強い陣痛を示す。

胎児異常での分娩障害には、発育異常・形態異常・胎位異常がある。一般に出生時体重が 4,000g 以上を巨大児、2,500g 未満を SFD 児という。巨大児は経産婦に多く、児頭骨盤不均等・微弱陣痛・腹圧不全を起こしやすい。仮死・死産率も高く、産道損傷や弛緩出血も起こりやすい。また SFD 児は児頭圧迫により脳出血を起こしやすい。奇形児が形態異常の代表で、水頭症（髄液が過剰に貯留し脳室が拡大した病態）・無脳症（頭蓋や脳の全欠損または部分欠損

を伴う奇形)・重複奇形(身体一部が癒合)などがある。胎位異常では縦位(胎児軸と子宮軸が平行)で胎児の尻が先進下降するものを骨盤位といい、逆子のことである。SFD児に多く、原因は子宮壁弛緩・狭骨盤・羊水過多症・双胎分娩などがあるが未だ不明な点も多い。種類には、臀位(約70%)・膝位(約1%)・足位(約25%)などがある。横位は、胎児軸が子宮軸と直角に交わるものをいう。原因は骨盤位と同様で、子宮体縮小に反し子宮下部は過進展し子宮破裂の危険が迫る状態を遷延横位という。一般に自然分娩ができず放置すれば母児ともに死亡する。その他に胎向・回旋異常などがある。他に、子宮破裂・頸管裂傷・会陰裂傷などの分娩時損傷があり、胎盤娩出遅延・子宮弛緩症・子宮内反症などの後産期および分娩直後の異常もあるが、詳細は各論にゆずる。

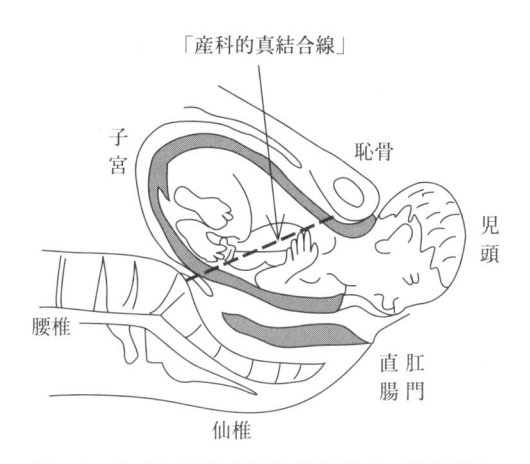

図4-8　第2期・正常分娩図(児頭娩出:第3回旋)

　産科で頻繁に行われる手術に、帝王切開術がある。これは妊娠子宮を少し切開して人為的に胎児を娩出する手術である。その種類には、腹壁を切開して子宮に達する腹式帝王切開と、膣壁を切開して子宮に達し膣を通して胎児を娩出させる膣式帝王切開とがある。後者は人工早産などの特殊な場合にだけ行われる。腹式帝王切開は、子宮体から子宮底にかけて子宮壁を正中線上で切開する方法である古典的帝王切開術、子宮頸ないし子宮体下部の横切開を通じて胎児

を娩出させる方法で最も広く用いられる頸部帝王切開術などがあり、術中・術後の合併症は少ない。腹壁を開くことなく子宮を切開し胎児を娩出させる方法も使われる。帝王切開術は、経腟分娩が不可能か非常に困難な際に適応となる。例えば前置胎盤・児頭骨盤不適合または子宮・腟の奇形、さらには母児のいずれかに危険が迫り速やかに分娩を完了することが必要な場合などである。帝王切開術は、同一患者に3回程度を目安に反復して行うことができる。帝王切開を行った女性が次の分娩時に正常な経腟分娩をすることもできるが、術後に炎症を起こし創傷治癒が不完全な場合などの際には子宮破裂を起こす危険性もある。しかし産科的には、今や帝王切開術は特別な手術ではなく、むしろ比較的安全性の高い胎児娩出法の一つと考えられている。

第5章　健康長寿に向けた臨床ヘルス・サイエンスの実践

1.　学生と健康、とくにメンタルヘルス

　学生にとってスポーツは大切である。若いエネルギーは勉学のみによって使い切るには有り余る。余分なエネルギーを消費して体力をつけるため以外にも、ストレス解消のため、あるいは気分転換にも多くの学生に自分に合ったスポーツを定期的、継続的に行うことを勧めたい。ただ、夏季など暑い時期にはスポーツによる熱中症の予防を心がけてほしい。その日の環境条件と当日の自分の体調を把握・確認し、それに応じた運動内容と水分補給を適宜行う。運動はなるべく涼しい時間帯に行うようにし、激しい運動を急に行うことは避け、休憩と水分補給を頻繁に行うべきである。暑さ対策として、暑熱馴化というように、暑さには徐々に馴らしていく態度が必要である。熱中症は、梅雨明け直後に多く、夏季以外でも特に暑いときにも起こり得る。身体が暑熱環境や自身の発熱に馴れていないためと考えられ、気象や体調の変化に応じて運動を増減し馴化することが大切となる。体内へのうつ熱を防ぐため服装などにも気をつけ、なるべく軽装として気温に合わせ吸湿性や通気性のよい素材にも配慮し、暑い時期には熱を吸収しにくい白色系統を選ぶ。直射日光は帽子で防ぎ、気分が悪くなった場合にはすぐ運動を中止して、風通しの良い木陰などで衣服を緩めて身体を冷しつつ十分な休息をとり電解質飲料を給水する。それでも辛そうな時は氷タオルなどで、腋窩（ワキの下）・頸部・鼠径（股の付け根）部・頭部を冷やすと比較的冷却効果がある。意識障害や嘔気嘔吐がある場合には、医療機関での精査および輸液などの治療が必要であるので、至急病院に搬送するべきである。

他方で、小中学生など義務教育段階の学生の教育相談や高校生あるいは大学生の様々な健康カウンセリングを行ってきた経験から、昨今の精神的問題を有する患者の増加と若年化傾向、近年は大学にうまく適応できない学生と授業出席もままならない心身症例、あるいは相変わらずの産業保健の問題、つまり職員や企業労働者の健康、特に最近は心身相関の典型としての軽度の心身異常・精神障害を診る機会が非常に多いということを常々感じている。おそらく、アカハラやセクハラさらにはパワハラによる被害者を含めると、潜在的にははるかにもっと多くの、日々悩み苦しみもがいている「予備軍」のクライエントの方々がいることであろう。このことに思いをはせると本当に忍びない。一刻でも早くカウンセリングの場に足を運んでほしいと願わずにいられない。

　またすべての学校種や企業において、学生や職員・労働者は、ときに重症もしくは中等度の「うつ状態」も加わって、不登校や出勤不可となる例もみられる。しばしば本来の専門でもない近医などで診てもらって「統合失調症」や「人格障害」と誤解されるケースもあるが、確かに前者では高校生や大学生の年代では実際にその出現率は高い。しかし本人との面接が実現し、よく話を聞けば、それがほぼ否定され、社会恐怖症的な不安障害や神経症の様々なケースもかなり混在し、多くなっているのではないかと思われる。また意外と忘れられがちではあるが、身体的疾患で精神的異常が出ることもあり得るということがある。いずれにせよ、身体疾患とともに、ますます若年化傾向のある心身疾患の健康を守る意識が、広義の医療者、産業医や教育関係者、さらには社会を構成する一人ひとりの人間すべてに共有されることが重要なのであろう。特に子どもにとっては、家族や周囲の方々の正しい理解と対応が何よりも大切と思うことがしばしばある（以上の内容は「教養としての精神・心身医学」で詳述）。

2. すべての世代で大切な臨床健康医学の考え方

(1) ライフスタイル・モディフィケーション
　臨床健康医学にも様々なテーマがあり、それらは皆、重要な点を含んでいる

ことはもちろんである。例えば禁煙教育は、喫煙という行為が肺癌の発生率を高めるだけでなく非常に多くの疾患にかかわり、しかも周囲にも悪影響を及ぼしていることから、今後ますます必要となろう。それは誰でもわかっていることである。しかし、臨床的にも制度的にもその手段と進め方が難しい。

以下の、臨床健康医学の主要テーマはどれもみな大切なものばかりであるが、その予防の中心にある保健・医学的発想の共通のキーワードは、「ライフスタイル・モディフィケーション（生活習慣の修正）」であると考えている。

ここで健康習慣に関する7つのキーセンテンス（Breslow, J.）を話題にする。健康習慣に関する7つの重要項目とは、「健康成立条件」という言い方をされる。ブレスロー博士が1970年代に7,000名の地域住民を対象に生活習慣と身体的健康度との関係について調査をし、その結果、次の7因子が「健康成立」に重要な役割をしていることがわかった。すなわち、①適正な睡眠時間（7-8時間）を守り、②喫煙はせず、③適正体重を維持しつつ、④過度な飲酒もせず、⑤定期的に適度の運動をし、⑥朝食は毎日とり、⑦間食はしない、である。

これら7つの健康習慣は、一見すべてを実行するのは難しそうに聞こえるが、よく見てみるとそれほど無理難題を押し付けているわけでないことがわかる。考えてみれば、昔の人はそういう生活が当たり前であっただろうし、現代を生きるのにもこの7項目に留意すればできることである。博士は、これらを守って生活している人は、60歳くらいまでにおいて平均以上の健康度を保っているのに対し、適合習慣が2つ以下の人は30歳を過ぎると早々に健康度が平均以下になっていたという。

（2）生活習慣病の臨床ヘルスサイエンス

生活習慣病とは、「生活習慣」すなわち睡眠・栄養・運動・休養・嗜好習慣などの多彩な要素からなる文字通り「生活習慣」の多くまたは一部が、根幹的に崩れて発症する病態の総称をいう。何事でもそうだが一・つひとつの小事の積み重ねが大事を生む。同様に、日常生活での小さな悪い習慣の積み重ねが、健康上思わぬ事態を引き起こさないとも限らない。事実そういう結果となることが多く、それが生活習慣病の本当の「怖さ」であるともいえる。

長寿を妨げる生活習慣は、具体的には偏食（塩辛い食事・脂肪食など）・摂食不良（朝食を摂らない・過食・過度のダイエットなど）・睡眠や運動不足・ストレスの多い生活・喫煙・酒の多飲など多くある。ただ、それらの生活習慣が生活習慣病を引き起こすすべてを説明できるかというと、そうではない。例えば、ほとんど同様の生活習慣をしているからといって全員が同じ病気を経験するわけではない事実を考えると、個々人が持つ遺伝素因の関与も少なからずあると考えるべきであろう。とはいえ、生活習慣をいくら気づかっても生活習慣病を免れ得ないということではない。遺伝素因の負荷があっても、その疾患を発症するには環境因子や発症機転というものがあり、その制御が働けば生活習慣病の成立には遺伝素因という負荷以上の影響力がある。

　身体の正常な機能を維持する根本は、その各組織や器官で起こる物質代謝やエネルギー代謝が滞りなく円滑に進行することである。その個々の構成要素の自然で正常な働きによって、一つの統合体としての生体たとえば人間という心身が、全体として不都合なく活かされてまっとうした行動ができる。その物質・エネルギー代謝に必要な酸素と栄養物（ブドウ糖など）は、呼吸と食物摂取という行為による呼吸器と消化器からの取り込みで血液中に入り、身体の各組織・器官に運ばれ消費される。その処理過程で不要になったものは、また摂取した器官から外部に排出される。この一連の流れが阻害されると、どこかの器官あるいは全身的な失調をきたし病気として自覚される。このように全身の機能に強い影響をもつものは、それぞれ物を運搬する道路（交通網）に当たる血管、とくに動脈や、情報を電気刺激あるいは液性刺激として素早く身体各所に伝達し、個々の要素を全体的に調和させ制御するシステムである神経系と内分泌（ホルモン）系がある。

　このうち、「生活習慣」に最も影響を受けるのは血管系とくに全身の重要臓器を走る中小の動脈である。そこに発生する基本的病理として有名なものが、いわゆる動脈硬化であり、これが進行していくと最終的には個々人に様々な致死的疾患を引き起こす。例えば動脈硬化が心臓表面を覆う中小動脈（冠動脈）に発生し血管内腔が閉塞もしくは狭窄した場合、心筋梗塞や狭心症という怖い心臓病が起こる。これを虚血性心疾患（IHD）とよぶ。また、脳血管に発生し

た場合は脳梗塞となり、硬化して脆弱化した箇所に強い圧力（高血圧）がかかると動脈瘤の破裂などによってクモ膜下出血や脳出血となる。胸腹部大動脈での動脈硬化が進むと、コブのような大動脈瘤ができ、この破裂によって大動脈破裂が出現し生命に関わる事態となる。脚の動脈硬化が原因で引きずるように歩いてはすぐ休息し、ぎこちない歩行を繰り返す間歇性跛行や、末梢の細動脈の血流が途絶し感染や壊疽（組織が死んで腐ること）を起こして黒色化し、足などを切断せざるを得なくなる症状は、糖尿病を併発し悪化している人に多い。いずれも激痛と生命の維持に対し重篤な病態を招く。したがって、この元凶たる動脈硬化をいかに遅延させ得るかが重要であり、そのために生活習慣病は誰でも予防できるとの認識が必要で、臨床医学のみでなく、今や長寿に向けた健康医学や予防医学の必要性が問われる所以である。

（3） 肥満の臨床ヘルスサイエンス

「小児科総論」（7.(2)肥満症）でも詳しく言及したように、肥満は生活習慣病を招く最大かつ最も明瞭な危険因子の一つである。ここで注意すべきは、肥満であること自体が、多くの健康障害を惹起するということであろう。つまり「おいしい食事を求める（脂質の多い高カロリー食や過度の飲酒）」いわゆるグルメ志向の現代は、必然として、摂取エネルギー増大を招き、これに自動車や家事代行の電化製品の普及などにより「ほとんど身体を動かす必要のない」生活が日常的になり、さらに汗をかくことを厭う世代が多くなり積極的運動をする機会も不足して高度肥満者の割合も年々増加している。肥満自体があまり好ましくないのは上述の理由による悪循環、つまり肥満によって「ますます身体を動かすことがしんどい」または「億劫になる」という生活様態や心理状態に陥ることが多いからである。これが社会生活や人間関係のメンタル面に及ぼす影響も、特に思春期・青年期の若者においては深刻であることが多い。

　しかし「肥満がすべて悪者」という見方も適切ではない。医学的・社会心理的に不都合な面はあっても、肥満という言葉自体を忌み嫌い、「極端な痩せ願望」のある思春期・青年期世代、特に女子にその傾向が多いのは実はもっと深刻な問題を露呈し始めている。とはいえ若者にとっても、肥満が「中高年に

なってから注意すればよい」程度の気楽な性質のものでもないのである。中高年は肥満による生活習慣病の発病期であるが、若年期はその準備期であると言ってよいからである。若い時期にすでに肥満を呈し生活習慣病の家族歴もあればなおのこと、その若者が生活習慣病の予備軍であることは間違いない。

　肥満の判定には、しばしばBMIが用いられる（既出「内科総論」「小児科総論」）が、22というBMI値をもって死亡率1とした時、指数関数的に死亡率は上昇する。しかし、近年は「痩せ」に比べればむしろ「軽度肥満者」の方が長生きする傾向がいわれている。痩せぎみでも死亡率は高いのである。一般には、肥満に伴って高血圧・高脂血症・糖尿病・肝機能障害・脂肪肝・高尿酸血症などの生活習慣病が誘発され、増悪因子にもなる。また、肥満・耐糖能異常（または糖尿病）・高トリグリセリド（中性脂肪）血症（または高脂血症・高コレステロール血症）・高血圧の4つの疾患を一人が併せもつ場合、動脈硬化が急激に進行することから「メタボリックシンドローム」や「死の4重奏」という不気味な表現がよく使われ、まさに臨床健康医学にとってすぐ対応されるべき病態である。ただ科学や医学の世界では年々新しい事実が発表されている。「肥満」も客観的な肥満という意義が薄れ、内臓脂肪という概念と個人の体質・体型や遺伝性に見合った新しい保健指導が求められる時代になるであろう。このことは、「少しだけ」正常範囲から外れていると言われても、上述の

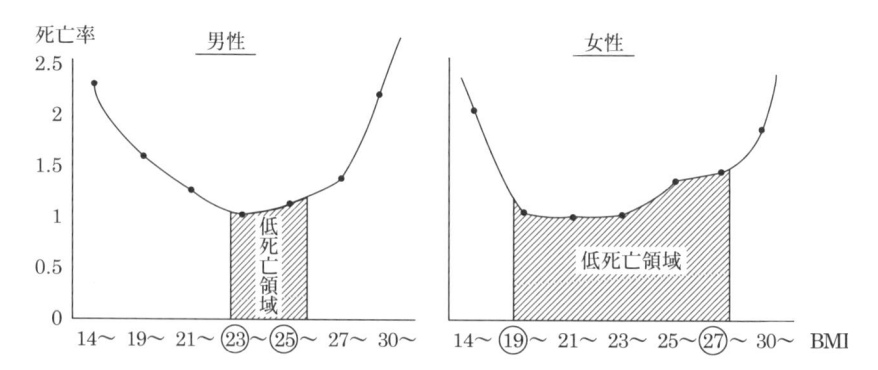

図 5-1　長期に追跡した男女別BMIと死亡率との関係図
（厚生労働省研究班、1990年多目的コホート研究結果より著者原図）

自分の様々な要素に合った生活体力と体型であり、また定期的に健康診断などを受けて客観的に総合的な診察や検査を受けているならば、必要以上に神経質になることもないことを示している。

（4）「煙害」と「圧害」の臨床ヘルスサイエンス

「煙害」という言葉はまだどの医学書にも出ていない。この言葉は、本来は公害など社会科学や法学などに関わる訴訟や裁判などの分野で、しばしば耳にする言葉である。しかし筆者はここであえて、この「煙害」という言葉を使う。喫煙は、本人の身体にとってのみならず、周囲の者の健康にとっても明らかに害となる。工場からでる煙や自動車の排気ガスのように一度に大量に出て、周辺の住民や通行人に不快な健康被害を与えることはないようにみえるが、実はタバコを吸わない他者に与える不快感も健康被害も、毎日同様の状況の中で「吸わされて」いれば似たようなものである。むしろ同じような有害化学成分に定常的に曝されているという点では、かつて毎日少量のコールタールをウサギの耳に塗り続けて、ついに皮膚癌を発生させて有名になった日本の研究者による医学研究を彷彿とさせる。

さらに、「圧害」という言葉も、他のどの医学書にも載っていないと思う。ここでいう「圧害」とは、予防医学的な意味での圧力なので、主に「血管内圧」という意味である。大きな血管内圧が持続的に中小の動脈内に働き続けると、高血圧ひいては動脈硬化を促進し、虚血性心疾患や脳血管障害を惹起しやすくなる。ここでは両者の関係という観点で話を進める。まず喫煙という行為によって、呼吸器官だけでなく、心血管系や消化器系などすべての器官に悪影響があることを認識すべきである。かりに降圧剤（抗高血圧薬）を服用して細動脈を拡張し血圧を下げても、喫煙によってその何倍もの力で血管を収縮させてしまう。また過剰なストレス（特に精神的ストレス）が、震災や事件・事故もしくは慢性的な職場環境から急激に加えられた時、過大な交感神経緊張の結果、高血圧を招き増悪する重要な因子となり得る。とはいえ、現代にあってストレスのない生活はあり得ず、また多少のストレスは人生のスパイスとして脳の刺激にも身体の活動性にもかえってよいという者もいる。

近年は何かと話題に上る禁煙指導についても少し述べると、喫煙は百害あって一利無しといわれるほど、多くの弊害を伴う（実は「一利」はある場合もあるのであるが。これについては「気がつけば百歳」（大修館書店）参照）。タバコ煙にはニコチン以外にも、種々の発癌物質・一酸化炭素・気管の線毛運動障害物質など、数千以上の化学物質が含まれるとされ、発癌性があるものだけでも40種類以上が含まれているといわれる。喫煙により循環器系・呼吸器系などにすぐ影響がみられるほか、常習的喫煙者では肺癌・食道癌・虚血性心疾患・慢性気管支炎・肺気腫などの閉塞性肺疾患や胃十二指腸潰瘍などの消化器疾患、その他信じられないほどの多様な器官で多くの疾患リスクが急増する。また精神医学的に重要な「依存性」の問題が生じるが、これはニコチンという化学物質による。タールはタバコ煙の粒子相の総称で、ニコチンや種々の発癌物質などが含まれる。一酸化炭素は気相に含まれる有毒物質で、赤血球のヘモグロビン（Hb）と酸素以上に強力に結びつき一酸化炭素ヘモグロビン結合体（CO-Hb）を形成し、血液の酸素運搬機能を妨げる。妊婦の喫煙では低体重児・早産・妊娠合併症の率が高くなる。女性の喫煙は、妊娠したら禁煙できるものではなく再喫煙率は6割以上ともいわれ、美容でもマイナス面が多いとされる。

　さらに、男女を問わず喫煙に伴う厄介な問題は、喫煙者本人だけでなく、周囲にいる「タバコを吸わない人（健康志向者）」にまで「受動喫煙」という大きなリスクを負わせ、健康保持の権利を奪う可能性があることである。タバコ煙は、喫煙時に主にフィルターを通過して口腔内に達する「主流煙」と、これが吐き出された「呼出煙」そして点火部から立ち昇る「副流煙」に分けられる。各種有害物質の発生は主流煙より副流煙の方が多く、前者は酸性であるが後者はアルカリ性でダイオキシンも含まれ、目や鼻の粘膜を刺激する。受動喫煙は、文字通り受身であって自己に過失のなり、つまり「罪のない」周囲の者にまで、様々な致死的疾患および小児喘息・アレルギーなどのリスクを急増させる。

（5） ストレス・運動習慣と高脂血症の臨床ヘルスサイエンス

　常に問題とすべきは、ストレスの量と質であり、気がつかない間に過大なストレスとなっていて身体や心を蝕（むしば）んでいることが多々ある。したがって、それに気がついたら、すぐに趣味や運動など独自のストレス解消法を見つけ、毎日上手に発散することが大切である。有酸素運動すなわち時間をかけてマイペースで行うウォーキング・ジョギング・エアロビックダンス・水泳・サイクリングあるいは楽しんで遊ぶ目的の各種球技、というように「無理をせず、しかも長続きする」運動習慣が勧められる。運動不足は脂質の代謝能力低下をもたらし、中性脂肪（TG）を蓄積させ、喫煙習慣は悪玉コレステロール（LDLCなど）を増加させる要因となる。逆に適度の運動習慣は、善玉コレステロール（HDLC）を増加させ、悪玉を減らし血管に弾力を戻す作用があり、動脈硬化の進行を遅延させる。人間は、どのような生活をしても誰も完全には動脈硬化の進行を抑えることはできないが、それをできる限り緩徐（かんじょ）な進行にすることはでき、それが長寿達成に向けた臨床健康医学の重要な使命の一つと思う。

　高脂血症にもそれ自体に明瞭な自覚症状はなく、その診断は血液検査による。したがって、これも疾患知識や予防意識がないと、いつの間にか動脈硬化による合併症を出現させてしまうことになる。高値が持続すると、やがて眼瞼（がんけん）周囲やアキレス腱付近などに黄色腫（おうしょくしゅ）というコレステロール（TC）の沈着した固まりが出現する。血液も脂質が増加することにより粘度を増し、いわゆるドロドロとした血液になる。これだけでも詰まりやすい性状なのに、動脈硬化が進行するにつれ梗塞の確率は大きくなる。

　偏った食習慣やほとんど動かない生活・運動不足などのライフスタイルに、高脂血症の遺伝的体質が加わった場合、高頻度で高脂血症が発症する。特に食生活の影響は大きく、高カロリー食・コレステロール・飽和脂肪酸・糖質を多く含む食品、さらにアルコール過剰摂取などが高脂血症の引き金になる。飽和脂肪酸は肉や卵などの動物性食品に多く含まれ、肝臓でコレステロール合成の材料となる。運動不足は、脂質代謝能力を低下しTGを蓄積させ、喫煙はHDLCを減らしてLDLCなどを増加させる。女性も更年期を迎える頃からは男性同様、TCおよびTG値が増加し、罹患（りかん）しやすい疾患も同様になるので注

意を要する。

　予防は自分の生活習慣を見直し、高脂血症を誘引する危険因子を一つでも減らし、積極的に身体活動することである。車を使う機会を減らす・通勤途中一つ前の駅で降りて歩く・デスクワークの後スポーツや水泳で気分転換を図るなど、いくらでも自身できる努力手段はある。TCやTGの合成を阻害したり体内で脂質吸収を抑制したりする薬物治療もあるが、基本は生活習慣の修正である。しかしすでに糖尿病や高血圧症を合併している例では、高脂血症の積極的治療の有無が生命予後を左右するので、薬物治療が勧められる。高脂血症治療の最終目標は、血中TCレベルを下げて動脈硬化の進行を遅らせ、虚血性心疾患や脳血管障害などの発症を予防することである。したがって、生活習慣病予防の本質は個人の意志と実行にあり、その個人の人生観・価値観・性格・実行力などの問題に行き着くと言っても過言ではなく、このことが自己制御力とみなされ、その強弱が人物評価につながる時代がくるかも知れない。

（6）　糖尿病の臨床ヘルスサイエンス

　糖尿病は、「小児科総論」（7.(1)糖尿病）などで詳しく説明したが、全年代的に重要な疾患なので改めて予防医学的見地より述べる。血中に存在するブドウ糖（BS：血糖）は、空腹時（FBS）で通常 70 〜 110mg/dl 存在する。血糖値は人間の恒常性と調節作用によりほぼ一定に保たれている。脳や筋肉などが活動する時のエネルギーはBSに依存するため、生存条件としてBSを上記範囲内で維持することは重要で、アドレナリン・糖質コルチコイド・グルカゴン等いくつかのホルモンが存在している。一方で興味深いことに、人体のホルモン中でブドウ糖消費を高め、血糖値を下げる作用を持つものはインスリンいうホルモンのみである。したがって、このインスリン機能が無くなるか不足した場合には、比較的容易に糖尿病が発症するわけである。炭水化物や脂質の偏食や過食（スナック菓子・清涼飲料水・ファーストフードなどは高カロリー・高脂肪食品）、生活習慣としての慢性的運動不足、アルコール過剰摂取による肥満および重篤な感染症がこのインスリンの働きを抑制する。したがって糖尿病とくにNIDDMの予防は、以上のような好ましくないライフスタイルを回避し

健全な生活習慣を築いていくことが基本である。中でも摂取カロリー数の制限と有酸素運動などを中心に総合的運動療法が不可欠である。筋肉を動かすことで、インスリン機能を改善する役目を担うインスリンレセプターを筋肉により多く発現させる。少ないインスリンでも効果的に取り込み、かつ肥満を解消することでインスリン耐性を改善する。いったん悪い生活習慣に入ると悪循環から抜け出せず、IDDM 例を除き、ほとんどの場合肥満を招き脂肪細胞のインスリン受容体を減らしインスリン機能の低下を惹起するという悪循環に陥りやすい。ストレスによる身体の防衛反応として副腎髄質からアドレナリンやノルアドレナリン、副腎皮質からコルチゾールというホルモンが分泌され、肝臓に蓄えられていたグリコーゲンがブドウ糖として血中に放出される。それにより不安や興奮状態が続けば、高血糖状態も持続するということになる。さらにインスリンが多量に分泌され高インスリン血症という状態を招き、やがて膵臓を疲弊させる。

（7） 癌の臨床ヘルスサイエンス

　癌（悪性腫瘍）の予防には、現在は次の 15 か条が重要とされる。まず食品に関して、①植物性食品を中心にすることである。動物性は先述のとおり動脈硬化を招く。次は体重に関して、② BMI（体重／身長^2）を 21 〜 23 の範囲で維持し 5kg 以上の増加をさせないような体重コントロールが大切である。次は運動で、③ 1 日 1 時間の早足歩行、週に 1 時間のやや強い運動が望ましい。次は野菜・果物類の摂取で、④様々な色・種類の野菜・果物を 1 日 400 〜 800g 摂取するように心がける。他の植物性食品についても、⑤穀類・豆類・根菜類を 1 日 800g 摂取する。アルコール摂取では、⑥積極的には勧めないが飲むなら男性で 1 日ビールでコップ 2 杯程度（焼酎類ならコップ 1 杯、女性はその半量程度）に抑えるべき、と考えられている。次に肉類（動物の肉類すべて）の摂取だが、⑦赤味の肉で 1 日 80g 以下（脂身の肉は勧められない）、また種類では牛肉や羊肉より豚肉、豚肉よりは鶏肉、さらに好ましいのは魚肉（まぐろのトロなどの脂身は除く）。脂肪・油脂の摂取の原則は、⑧動物性より植物性、に尽きる。動脈硬化促進への影響がその理由である。次に食塩の摂取で、特に日

本人また寒冷地の食習慣をもつ人には、⑨1日6g以下で塩辛い食品は避けるということ。この1日6g以下という数値は想像以上に厳し過ぎると感じるが、まずは栄養士に相談して味付けの感覚を慣らすことが大切で、どうしても無理なら10g、8gと少しずつ味覚と食欲そして習慣を修正して、10g未満の減塩食を維持するのは可能かと思う。最初から無理をして6gでやって途中で頓挫するより、10gでも健康にとって重要な減塩努力を継続した方が健康長寿には適合すると考える（参考文献参照）。次は貯蔵について、⑩食品はカビが生えないように貯蔵し室温で長時間おかれたものはなるべく食べないよう留意する。同様に保存について、⑪腐りやすい食品は冷蔵・冷凍保存する、これは当然のこと。次は添加物に関して、⑫添加物・残留農薬は基準値以下なら問題ないが、一般の人に「基準値以下」という認識は難しいので、できるだけ摂らないようにすると考えた方がよいと思われる。料理では、⑬焦げた肉・魚は避ける必要あるため、なるべく直火で料理しない。栄養補助食品（サプリメント）については、勧告（厚生労働省のHP参照）に従えば、⑭特に必要ない、ことになる。さらに勧告は、「日本人の栄養等」の最後で再び、⑮禁煙すべきである、と強調している。

「がん予防8か条」（国立がんセンター）は、「がんを防ぐための12か条」に比べ数値を盛り込むなど、より具体的に生活習慣改善を指導しているのが特徴で、禁煙については「癌になる確率を3分の2に減らせる最も確実ながん予防法」として推奨しており、吸わない人には「他人の煙を吸い込む受動喫煙の危険性」を警告している。その他、飲酒は「適度」で、具体的には「日本酒換算で1日1合（ビールで大瓶1本）以内」とし、食事では、野菜・果物を1日に少なくとも400g取るようにする。胃癌のリスクとなる可能性が高い塩分の摂取は1日10g未満にして、熱い飲食物もできるだけ避けるよう求めている。また、毎日合計1時間程度の歩行などの「適度な運動」と、週に1回程度は汗をかく激しい運動が必要で、成人期（20-30歳代）の体重をなるべく維持するよう努力する。肝癌予防としては、B型やC型の肝炎ウイルスの感染に注意し、感染者は早く治療することが重要である。予防法実践の上で注意すべきは、特定の栄養素を摂り過ぎると逆に体に悪影響を与える可能性があることで、特に

近年流行のサプリメントの服用には注意が必要としている。このように癌の発症にも生活習慣が与える影響は大きい。ハーバード大学（1996年）の推計によると、米国人の癌死亡者の発症原因は食事とタバコがともに30％と最多で、運動不足（5％）・飲酒（3％）と合わせると「生活習慣」で改善するものが68％と約7割を占めた。どんな生活習慣が癌の発症リスクになるか探ろうと、世界中で研究が活発に行われているが、その多くの信頼性は正確にはまだ不明で、逆に判断が難しくなっているのが現状である。

（8） セクソロジーのすすめ

臨床医学的な性科学、特に産婦人科的内容を中心に第4章で述べたが、「性」は臨床ヘルスサイエンス上でも最重要テーマの一つと考えられる。大人の多くは同様に考えるが、性にまつわる「悲劇」を防止できないのは、それがあまりにも俗っぽいイメージで捉えられがちな男女間の日常的問題なため、指導する側も常にどこかに気恥ずかしさを伴ってしまうからであろう。しかし「知らなかった」「教えられなかった」ために、いかに多くの思春期・青年期生徒の性の悩みが増え、また無知が招く過ちによってどれほど多くの体や心の傷を負っている若者がいるかと思うと、この教育医学的指導は学校だけでなく家庭や社会が本腰を上げて取り組む必要があり、避けて通れない大問題と思う。

思春期や青年期にある若者が性に関する情報をどこから得ているのかというと、多くの調査結果は、学校でも家庭でもなく、友人や先輩、テレビや雑誌などのマスメディアであったという。双方が絡むケースも多いが、このような外部に出しにくい種類の情報であればこっそり見たいということで、露骨な雑誌以外にもビデオやインターネットから情報収集できる時代になっている。一方では、中学生や高校生で高まってくる性欲や性衝動を抑えて無関心を装って生きる者もいることも事実である。驚くべきは、高校3年生での性交経験者が女子で約半数、男子で3割強に達していることである。このことは熟練派と無関心派に分かれて、一方では相手を変えて何度も経験し、他方では一人フラストレーションをためる、という図式が浮かび上がる。また処女というバリアが取れた女子の場合、小遣い稼ぎで不特定多数の成人男性と性交渉をもち、性感

染を助長する可能性も高い。思春期や青年期の若者は「自分探しの旅の真っ最中」にいるようなもので、親や違う世代とのコミュニケーションをうまくとることは難しく、親も教師もまた子供本人も戸惑い悩んでいるのが実情である。

しかも近年は、イジメ・強姦・ストーカー・セクハラあるいは青少年による異常な性犯罪も新聞やテレビ番組を賑わせているが、若い性衝動と関連することも多い。ただ、それら社会事象の本質は「権力や体力に優る者が弱い者を自分の意のままにする」ということであり、生物学的人間論に立てば人間の本質には男も女もない。ただし、オス・メスの性の形態・性ホルモンおよび性行動の特質から、積極的なオスの攻撃性がその種の事件事故の根底にあると思われるので、実数からいえば男性の加害者が圧倒的である。その観点でみると実際毎年のように、死亡統計で男性は14歳から19歳頃にかけて死亡率の高いピークの一つがある。女性にはなく、その死因は事件に絡むものを含めた「事故死」となっているのである。したがって、性的差異に基づく攻撃性因子による過ちというものの存在を否めない。また過ちや罪を犯す人間の背景には「いのち」への愛情・慈悲・痛み・感動・畏敬などの人間的感情が育っていないという「人格的未熟さ」と、そういう人間が学校や家庭あるいは社会における教育の中で受けてきた「生命教育」の不十分さも問題になると思われる。その一方で、特に男性側の性衝動にまつわる不幸の根底には、男女の双方に不正確な性情報の氾濫と体系だった正しい性教育や性科学がなかったか、あっても有効に機能していなかったことに基づく異性の性欲・性行動に対する盲信や認識の大きなズレにも原因があるように思われる。そのような意味で新しい医学的観点からの性教育や性科学（セクソロジー）は重要な意義がある。

（9）　避妊という臨床健康医学

避妊したい女性は、まず自分で基礎体温をきちんと測定できることが必要である。基礎体温法は、朝の覚醒時など床から起き上がる前に、安静時の微細な体温変化を記録して、一般的な体調の他、女性ホルモン分泌の程度やバランスを知ることで排卵状態や月経周期、したがって妊娠可能性のチェックなど、女性特有の身体の変化をいち早く簡単に自分でチェックできる点で優れている。

これにより望まない妊娠を防ぎ、すべてに後手に廻って大きな失敗や後悔をしないための、最低限の対応が可能である。予防には、性交渉時のコンドーム着用が最も有効である。現在は、女性用コンドームも発売されている。しかし男性が着用するのが簡便でもあるし経済的でもある。いずれにしても正しい使い方をしないと、失敗することも多い。それも「使用の際の注意」をよく読まないところから生じた無知による失敗である。

その他、避妊具についてはペッサリー・IUDやリングなどがあるが、素人が自分で上手に装着するのは困難で、専門医師のいる病院で着けてもらうしかないので利用者は減っている。

ピルは近年、低用量型も発売され使用しやすくなった。その働きは合成女性ホルモン剤で、偽妊娠状態をつくって妊娠できない身体にすることであるが、あらかじめ膣内に入れておく殺精子剤同様、薬剤であって避妊具ではないので副作用がないわけではない。また困ったことに、忘れたりして正しい服用が難しい面もあり、避妊率も適切に使用したコンドーム利用者に劣る。したがって、完全避妊をするならノーセックスしかないが、不完全避妊で多少のリスクを負う覚悟なら、コンドームということになる。しかし、このリスクは若者が軽く考えるほど甘くはない。つまり実際には意外と「失敗が多い」ということを当人たちは知らない。特に女性は、人工妊娠中絶という「手術」の意味と内容をよく考えて、他の誰の意見も耳に入らないほど抑えられない気持ち（性欲）なら、下手をすると人生を賭けることになるくらいの大きな代償に挑むしかない。本当に「永遠の愛」を語れる相手なら、結婚を前提にするか、それまで「我慢する」（つまりノーセックスだが、本当はこれが最も確実）か、あるいはせめて正しいコンドームの付け方・外し方・注意点などをしっかり学び、自己中心でなく相手の身体や心理も思いやった上でのセックスに臨むべきである。

自分たちで責任のとれる約束の中で素性のわかった安心できる相手、つまりステディ・パートナーと楽しむことがベストであり、避妊という最難関の行為に対しセックスが嫌なときにハッキリ嫌と言えないのは、結局ひとまかせな行為であって責任の所在を曖昧にする。妊娠が不安で心配なとき、生理などで体調が悪くて乗り気でないときなどは、ハッキリと「またの機会に」と言える勇

気が未成年や結婚前の女性には必要かも知れない。「嫌われるのが嫌だから」というのは、あまりに幼稚な発想であることをしっかり自覚すべきである。

　主に女性の性経験の動機には3つあるという。第一は「彼が好きだから嫌われたくない」という"男心を知らない勝手な思い込み"タイプ、第二は「(異性に)興味があるので、他の同性友人より早く知りたい、体験してみたい」という"見栄っ張り・背伸び"タイプ、第三は「何となく断れない雰囲気になってしまったので」という"その場に流される責任転嫁の惰性"タイプである。

　「望まない妊娠」というのは、ハッキリ言って男女双方の「無教養が招く」不本意の妊娠であり、「愛」という美名の下に行われ、そのあげく「人工妊娠中絶」という悲しい人生の選択をせざるを得ない実態が多い。さらに、不特定多数との性交渉を避けることも大切である。性感染症に感染した場合、一旦治癒しても他者との再感染(ピンポン感染)があり得るので、治療の際は恥ずかしがらずセックスパートナー共々、診療を受けることが重要である。特に女性の場合、症状を軽視し見過ごしてしまうと、将来「不妊」の可能性も生じる。また若年期のクラミジア感染が問題となる。クラミジア感染はエイズの温床としても注目され、適切な性教育が必要とされる。このように、男女ともに、性をただの興味の対象として捉えるのではなく、性そのものをよく見つめ直し、お互いの性を思いやり、相手を尊敬することが最も大切なことである。

(10) 恐怖の性感染症

　性感染症(STI: sex transmitted infection または STD: sex transmitted diseases)は、一般に性行為に伴う身体の接触によって粘液中の病原微生物(細菌・ウイルス・クラミジアなど)が直接ヒトからヒトへ、皮膚や粘膜を通して感染することによって生じる疾患の総称である。ここでは、クラミジア感染とAIDSを例に挙げて説明する。

　昔からクラミジアによる感染は有名で、粘膜への局所感染であり、STIの中で最も頻度が高い。非淋菌性尿道炎の半数はクラミジア感染症である。男性では、尿道から感染して急性尿道炎を起こし、排尿時痛・陰部掻痒感・白色膿分泌などを認める。女性では、子宮頚管炎を起こした後、子宮内膜・卵管へと

感染が波及、卵管炎や子宮内膜炎を起こすことがある。さらに進むと骨盤内感染となって危険な状態に至る。卵管炎などによって、子宮外妊娠・不妊・流早産の原因となることもある。

　これまで述べてきたとおり、AIDSはHIV（ヒト免疫不全ウイルス）の感染によって引き起こされる病気である。HIVは、治療をしなければ増殖を続け、免疫機能の中心的な役割を担っているリンパ球（白血球の一種）を次々に破壊していく。そして宿主の免疫不全状態を作り、本来ならば免疫システムで抑えられているはずの細菌やウイルスまでが体内で増殖し、様々な感染症や悪性腫瘍などの併発をもたらす。HIVに感染してすぐAIDSを発症するわけではない。放置して自然に経過した場合、数年から十年間程度は無症状という長い潜伏期がある。無症候性キャリアとよばれるこの期間は、普通に生活をおくることができる。この時期に無知（あるいは無恥）な性行為により相手へ感染させてしまうことも多い。免疫力が低下してAIDSが発症すると、頑固な下痢や寝汗・急激な体重減少などのAIDS関連症候群が出現してくる。

　その他STIとして、淋病・ヘルペス・尖圭コンジローム・梅毒などがあるが、もっと怖いのは不特定多数異性との性交例で発生率の高いとされる子宮頚部癌である。こうなると「セックスも命がけ」ということが理解される。詳細は各論にゆずるが、大切なことはSTI（STD）あるいは人工妊娠中絶によって、うつ病やPTSD（心的外傷後ストレス症候群）などの精神疾患に陥る被害者（特に女性）も多いという現実を、すべての男性はしっかり認識しておくべきである。その際は、裁判になって負けることも覚悟すべきである。

3.　総合医療・チーム医療

　単に医学的見地のみからでなく、人間的あるいは心理・社会的見地も含めた広い観点から、種々の専門の医療関係者が力を合わせて治療に当たる新しい医療である。医師や看護師の他に、コメディカルあるいはヘルス・プロフェッショナルと呼ばれる理学療法士・作業療法士・医療ソーシャルワーカー・臨床心理士・精神科ソーシャルワーカー・義肢装具士などが、各々の専門の立場か

ら連繋し合ってチーム医療に当たるものである。これと似ている言葉に「総合診療」というものがあるが、こちらは医療科の一分野であって意味はまったく異なる。「総合診療」とは狭く深く実践する他の専門科と異なり、プライマリ・ケア（一次医療）を担う科であり、他科への紹介も視野に入れての「振り分け機能」をも有する新しく今後ますます重要となっていく科である。

4. 社会福祉・介護とターミナル・ケアまたは「死生学」

　介護・福祉の問題も、間違いなく、若い人にも非常に大きなかかわりのある分野である。筆者は、臨床ヘルスサイエンスの実践（臨床健康医学）というテーマの中で、上述の健康長寿の問題と並行して「介護・福祉」と「死生学あるいはターミナル・ケア」の問題を語らなければ、未来を生きる若者やコメディカルの皆さんに捧げる医学系教養テキストとして片手落ちと考えている。一昔前までなら、医学保健学教科書は「医学的内容」だけを狭く深く論述すれば、それで必要十分であった。しかし、今日の医療は総合診療やチーム医療の発想の他、様々な観点から連繋プレーとしてやっていかねば社会のニーズに応えられない時代に入っている。まさに「白い巨塔」から一歩外の世界に出て、多様な職種の人々と同じ目線（めせん）で話し合い、連繋していかねば、最終的に救えない患者や来談者（クライエント）が増えていると感じている。筆者は、教育学などを学び、地域医療やプライマリ・ケアの分野から医療・医学の世界に入った人間なので、その重要性は最初から感じていた。しかし、僻地（へきち）や無医村のようなところのみならず、一般社会全域でこのようなニーズが生まれようとは二十年以上前には思いも及ばなかった。しばしばかかわっている教育と医学の関連テーマでも、不登校や児童精神医学の領域で以上の内容は日々痛切に感じているし、その他でも精神保健福祉や老人医療福祉の現場で医療だけが分断されることには不安が残る。

　介護・福祉の世界に、皆さんはどういうイメージを持っているのだろうか。何となく聞こえがいい、良いことをしているように見える、感謝されそう、やりがいがあるなど、様々な見方があるだろう。しかし現実はそんなきれい事ば

かりではない。むしろ体力がモノをいったり、精神的にも大変なことの方が多いだろう。特に老人福祉の現場では、自己主張を捨てて人に尽くす喜びを生き甲斐とするような価値観をもつ人でないと長く続かないとも感じられる。そこに行けば仕事が見つかる、社会的ニーズがあるというだけで、若者の誰もがその世界に飛び込むのは、本人にとっても施設にとっても、そして何より介護される側のお年寄りにとっても幸せなことではない（事実そういう悲しい事件も多発している）。身体的であれ精神的であれ障害をもった人に対しては、何を言われても常にそういう者を愛おしむ心と、介護福祉のゴール、例えば「その人独自のライフスタイル獲得の保証」「自立に向かう生活者としての感覚」「自己決定権の尊重」をする気持ちがないとやっていけない。その後、被介護者にくる社会生活の中にこそ自分の果たすべき役割があり、それを達成する喜びがあると信じ、またそれが保証されることが肝要である。それがノーマライゼーション、つまり「何もしない」「できない」「させてもらえない」生活からの脱皮を実現し、自分の生活を自分で決定し、その代わり自分の言行は自分で責任を取るという一般市民と同様の日常生活に向かうようにすることである。

　一方で、ターミナル・ケアとは、「死にゆく者」への心理的・医療的対応のことである。もう少し詳しく言えば、死が確実に接近していて、しかもそれがさほど遠くないと考えられる患者で、単に少し長く生き延びることに積極的な治療法をとらないと考える患者および家族に心理職や医療側も同意し、患者と家族を支えるために症状を軽くし病苦を減らすのみで対応しようとする考え方であり、心の満足感を重視した医療実践である。残された日々を患者の悩みを少なくし充実した気持ちで、避けられない死を静かな心で受容できるように、心理カウンセリング・信仰へのいざない・家族の付き添いに対する援助・強力な麻薬性鎮痛剤などを使った医療的緩和ケアなどによって最大限の支援をする。しかし、それでも医療的ケアという立場で「尊厳死」を考えると、上記で示したものすら不要とする考え方もあり、できるだけ多様な臨死願望に対し、思いやりの精神で人道的に、しかも冷静な科学的思考を忘れずに、個別な対応を心がけることが大切なのであろう。ここに介護の心と相通ずるものがある。しかし、ここではさらに、「死生学」の勉学が欠かせない。詳細は他書に譲るが、

筆者もかつて大学で「死生学講義」を担当したことがある。しかし、その講義準備にかける時間と労力は大変なもので、終了後はいつも疲労困憊（こんぱい）していたが、「知らなかった世界、自分とは無関係と考えていた世界を、広く具体的に学び」、「子供たちに生きる喜びを与える教育を考える機会を与えてもらった」という多くの学生さんたちの、感謝で満足した顔が忘れられない。

　多くの医師は臨床で直接的に死に接することが多く、中には逆に多くの日常的死に対し「鈍感」になっている人もいようが、「死を考えつつ、良い生を思う」態度は誰にとっても大切な発想と思う。

　介護福祉・ターミナルケアあるいは死生学は、いずれにせよ、ただ生命の長さだけを問題とするのではなく、その人の生命（生活）の質（QOL:quality of life）を重視していかなければならない。そういうケアをする場所が、ターミナル・ケアで言えば、近年世界中で増加している「ホスピス」という施設であり、我が国でも増加しつつある。こうして今後は、ますます介護の心・奉仕の心すなわち真の福祉の心が重視され、問われる時代がくることであろう。

5. 健康長寿を目指して、今を生きる

　かつて「長寿」というと、すぐ沖縄という地域が連想されるほどに、沖縄と長寿は切っても切れない関係になっていた。2000年のサミット会場に沖縄が選ばれたのも、青い海・青い空といった感傷的イメージや政治的な思惑の他に、「長寿で健康的な島」という背景的な印象が有利に働いたという見方をする人も多い。さらに長寿研究に関していうと、長寿科学総合研究事業の報告書には約500もの課題が掲載されている。その一割にあたる50課題は何らかの意味で、沖縄に関連したテーマといわれる。これらは、研究費の採択された課題であるから仮に一件あたり2,000万円として見積もっても、何と100億円という巨額になる。しかし、今日は必ずしも沖縄イコール長寿ではなくなりつつある。平均寿命も女性はかろうじて1位を死守しているものの、男性は中位に転落し、総合でも上位を守るのが精一杯の状況というのが実情である。沖縄に代わって、長野・福井・島根などの新興・長寿地域が、県民の平均寿命を上げ

ている。しかし沖縄の人々が、長寿あるいは少なくとも長寿を維持する要素を多々もっていると、筆者は約20年その地に暮らして感じている。

　そこで、沖縄の人々はほんとうに長生きなのだろうか、という疑問から入る。その答えは、少なくともこれまではYESと出た。では、それは主に遺伝的因子によるのであろうか、それとも他に自分たちの力で制御できる広義の環境因子なるものが存在するのだろうか。つまり平均寿命で、総合ではまだ上位にある沖縄の人々の健康長寿は、「美しい自然」「温暖な気候」「伝統的食生活」「温かい人情」などに代表される環境因子によるのであろうか。

　それはおそらく正しいであろう。しかしその多くは、例えば南九州の宮崎県などの地域でも多くは適合し、そのうちのどれか1つというようなものではないと考えられる。さらに、もう幾つかの候補因子を挙げるならば、精神・体質・遺伝・疾患感受性・行動パターンなどを含む身体・心理的因子が重要なものとして挙げられると考えられるのである（巻末参考図書）。とくに筆者は、自分の専門から「精神心理的因子」を特に興味深く感じ研究している。

　沖縄に限らず、仮に長寿地域といわれる地域に特徴的な因子があっても、それが実のところ長寿要因かどうかはすぐには断定できない。ただし、長寿と関係があると考えられる因子は確かに存在するであろう。ただ、それらがどのようにかかわり、より直接的あるいは寄与率としてより大きく、長寿現象の達成にかかわったかということが数値化されることが、学問的には重要な手続きとなる。「学問的には」と断ったのは、自然科学・社会科学を問わず、このような数理的な分析は客観的手法として学問的に認知されているからである。ここで使う因子分析は、もちろん統計的な方法であるから、自ずと限界もあり、いわゆる自然科学的あるいは物質的な真理とは異なるもので、存在論的な絶対的真理とは必ずしも言えないことは当然である。大切なことは、すべての方法は長所・短所そして限界というものがあり、使う者つまり研究者やそれを評価する一般の人々がそれらを謙虚に理解しているかどうかに尽きる。

　例えば、気温と寿命の関係はどうであろうか。従来から、気候は長寿の環境因子として「立派に」話題に上るが、その割には学術的に調べられて来なかったものの一つである。北緯24°から46°と南北に長い日本列島を広く見た場

合、北海道から沖縄まで気温の勾配は変化に富んでいる。すなわち、最北端の北海道の年平均気温は6.8℃ほどであるのに対して、最南端の沖縄のそれは22.4℃程度になる。この状況に加えて、我が国ほど民族や自然人類学的にほぼ同等で、文化的・社会人類学的にも近似し、一国としての医療水準が均質で高度に保たれている国は他に類をみない。このことは、少なくとも他国に比して、この種の複雑な要因の絡む保健学上のテーマも、比較的扱いやすい事情を備えていると考えてよい。ただ、それらを考慮してもなお、寿命に影響を与える因子は多い。栄養・運動・休息・個人的衛生状態・戦争・疾病または人間関係などといった外的・内的要因が考えられよう。しかし上述のように、今日の日本において、大局的にはある程度均等化されてきている。ある仮説の上に立つと、年平均気温の1℃上昇によって寿命が0.22年も延長することになる（巻末参考文献）。これまで沖縄は、種々の事情から年間所得やその他多くの社会的環境因子では、わが国でも下位に置かれていた。その地域での平均所得が寿命に及ぼす影響はかなり高いものと推察されるが、現代にあってはほぼその枠組みも取り除かれつつあるように思われる。

　人間は誰でも老いていつか死を迎えるし、また老人を支えるのも若者という時代になりつつある。まだ自分は「長寿」などと関係がないと考える若者も多いかもしれないが、これまでずっとみてきたように心身ともに健康な老年期をおくれるかどうかは、若い時期の生き方でかなりの部分が決まってしまう。長寿科学に似た学問に「老年学」というものがある。老年学は、基礎医学・臨床医学・心理・家族・社会学・歯科学などの立場から広く高齢者にスポットをあてて総合的・学際的に理解しようとする学問である。これは、高齢者一般を対象として扱うものであるから、60歳くらいに始まって100歳以上にまでと幅広い。また内容も、前述の学問の範疇をカバーするわけであるから、研究テーマも老人に関することであれば何でもよい。今後の超高齢化社会では、ますます必要になってくる学問という印象を受ける。

索　引

【あ】

RAテスト　22
IgE　34
アイソザイム　17
IDDM　72
青なじみ　66
悪臭　38
悪性黒色腫　70
悪性腫瘍　9, 39
悪性症候群　29
悪性貧血　67, 147
悪性リンパ腫　31, 68, 96
悪玉コレステロール　16
アジソン病　36
足のしびれ　126
アスピリン　68
アセチルコリン　88, 107, 131
あせも　39
圧痛　55
圧迫骨折　94
アトピー　39, 142
アナフィラキシー　34, 101
アナムネーゼ　13
アフタ　120
アポ蛋白　16
アルカリフォスファターゼ（ALP）　18
アルコール多飲　76
アルブミン　18, 76
アレルギー　29
アレルギー性結膜炎　138

【い】

胃・十二指腸潰瘍　45
胃拡張　55
胃癌　58
易感染性　24
意識障害　73, 99
意識レベル　99
胃十二指腸潰瘍　58
萎縮　10
異常行動　149
異常生理出血　67
異常妊娠　156
異常分娩　164
異性間感染　160
胃生検　109
胃洗浄　107, 108
依存症　98, 174
一次救急　100, 110
一卵性双胎　161
遺伝　170
遺伝因子　72
遺伝負因　11
胃粘膜　60
いびき　140
易疲労性　131
異物　7
異物誤飲　120
医療ソーシャルワーカー　183
イレウス　58, 121
インスリン　19, 72, 73
インスリン・グルカゴン療法　62

インスリン依存型糖尿病　72
インスリン非依存型糖尿病　72
インスリン注射　73
インターフェロン　27
咽頭痛　32
院内感染　43
陰部掻痒感　182
インフルエンザ　42

【う】

ウイルス感染症　114
うっ血　9
うっ血性心不全　47, 66
うつ状態　58, 168
うつ熱　107, 167
運動障害　78
運動不足　57, 72, 126, 175
運動療法　12

【え】

エイズ　41, 150
HIV　41, 160
HCV抗原　19
HCV抗体（HCV-ab）　19
HBs抗原　18
栄養補助食品　178
会陰裂傷　164, 165
AST　17
ALT　17
ACE阻害薬　46
SIDS　119

SLE（全身性エリテマトーデス）　70
壊疽　73
NIDDM　72
エピネフリン　38
MRI（磁気共鳴画像）　141
MRSA　43
嚥下　38
円形脱毛症　71
嚥下困難　96, 131
遠視　136
炎症　7
炎症の種類　8
塩類下剤　62

【お】
横隔膜反射　31
嘔気嘔吐　28
黄色腫　175
黄色ブドウ球菌　43, 107
黄体形成ホルモン（LH）　76
黄疸　17
嘔吐　55
O-157　106
悪寒戦慄　139
オキシドール　44
おくび　56
悪心　55
帯状疱疹　41
音声異常　131

【か】
外因　10
外陰部ヘルペス　41

回帰熱　30
壊血病　147
介護　184
開口期　163
胚細胞腫　142
外耳道炎　138
外傷性出血　67
疥癬　39
回旋異常　165
咳嗽　31
外鼠径ヘルニア　121
回虫　62
回転性めまい　86
潰瘍性大腸炎　22, 57
解離性大動脈瘤　45
カイロミクロン　16
カウンセリング　12, 168
顔色不良　67
化学療法　12, 68
過換気症候群　32, 92
過期妊娠　157
過強陣痛　164
角化性皮膚疾患　147
核酸　28, 35
喀痰　38
拡張期血圧　46
角膜炎　137
角膜潰瘍　137
過食　71, 128
下垂体性巨人症　69
下垂体小人症　132
下垂体ホルモン　75
ガス中毒　108
仮性筋肥大　92
仮性めまい　86

かぜ症候群　32, 116
画像検査　15
家族性高脂血症　76
家族歴　13
肩こり　87
片麻痺　92
脚気　146
喀血　38
褐色細胞腫　46
活性型ビタミンD　95, 147
カテコールアミン　88, 89
化膿性炎　8
痂皮　39
過敏症　34
過敏性腸症候群　57
カポジ肉腫　41
顆粒球　26
顆粒球減少　29
カルシウム拮抗薬　48
エストロゲン　95
カタル性炎　8
カロチン　69
眼圧　66, 138
感音難聴　139
感覚鈍麻　91
換気障害　103
環境因子　72, 170
緩下剤　109
間欠性跛行　73, 91, 148
間歇熱　30
還元Hb　20, 100
眼瞼下垂　131
眼瞼浮腫　125
肝硬変　39
カンジダ症　39, 41, 117

索引　191

間質性肺炎　32, 116
汗疹　39
乾性咳嗽　32
肝性昏睡　62
癌性疼痛　99
肝性脳症　62
眼精疲労　87
乾性ラ音　116
間接型ビリルビン　122
関節痛　66, 90, 133
関節リウマチ（RA）　90, 133
乾癬　39, 142
感染型食中毒　106
完全麻痺　92
間代性けいれん　80, 81
浣腸　107
鑑別診断　15
漢方薬　42
感冒様症状　129
γ-グロブリン製剤　128
ガンマGTP　17
顔面紅潮　67, 87
顔面蒼白　67, 118
がん予防8か条　178
関連痛　55, 90

【き】
キーゼルバッハ部位　140
既往歴　13
記憶　79
機械性イレウス　121
気管支拡張症　32
気管支拡張薬　40
気管支癌　39

気管支鏡検査　118
気管切開　107
奇形　9
起座呼吸　31
器質的疾患　7
基礎医学　5
基礎体温法　180
基礎代謝亢進　74
喫煙　20
喫煙習慣　175
気道異物　31, 117
気道確保　112
気道閉塞　103
企図振戦　79
キニーネ　43
機能性イレウス　121
機能的疾患　7
記銘　79
脚ブロック　52
逆流性食道炎　45
GABA（γアミノ酪酸）　88
QOL　98, 186
吸気性呼吸困難　32
救急処置　99
救急蘇生　101
丘疹　39
急性炎症　7
急性間欠性ポルフィリン症　92
急性気管支炎　116
急性呼吸促迫症候群（ARDS）　117
急性疾患　6
急性循環不全　53

急性心筋梗塞　45, 49, 90
急性心不全　102
急性膵炎　45, 90
急性胆嚢炎　90
急性虫垂炎　55, 121
急性中毒　106
急性脳症　129
急性肺水腫　39
急性白血病　68
急性腹症　55
急速進行性糸球体腎炎　124
吸着剤　109
牛乳不耐症　57
救命救急の基本　112
胸郭出口症候群　87
狭骨盤　164
狭心症　3, 49, 90
強心薬　40
強制利尿　108, 110
胸腺摘出手術　132
蟯虫　39, 62
強直間代性　103
強直性けいれん　81
胸痛　44
胸内苦悶感　51
強皮症　70
峡部　158
胸部圧迫感　44
胸部X線撮影　118
強膜炎　45, 90, 137
局所麻酔薬　93, 94
虚血　9
虚血性心疾患　3, 45
巨赤芽球性貧血　67

拒絶反応予防　28	グラム陰性菌感染症　35	血液透析　72, 110
巨大児　164	クリーゼ（crisis）　132	血管内圧　173
ギランバレー症候群　92	グルカゴン　73	月経困難症　67
起立性調節障害　119	グルコース　72	月経状況　14
悸肋部　118	グルコース負荷試験（GTT）　72	血行障害　9
筋萎縮性側策硬化症（ALS）　81, 92	クレアチニン（Cr）　21	血色素　19
禁煙教育　169	クレアチニン・クリアランス　21, 42	血腫　66
禁忌　75	グレーブス病　44	血性　38
菌血症　8	クレゾール　43	血漿　101
筋固縮　83	クレチン症　74, 132	血小板減少症　66
近視　136	黒色便　22	血小板数（Plt）　20
筋弛緩薬　93	クローン病　57	欠伸発作　81, 103
筋ジストロフィー　21	グロブリン　18	血清　15, 18
筋収縮性頭痛　79		血清総蛋白（TP）　18
筋性防御　121	【け】	結節　39
禁断症状　77	頸管裂傷　165	血栓　9
筋注　36	頸肩腕症候群　87	血栓形成　68
菌毒素　107	経口　36	血栓溶解薬　37, 51, 69
筋力低下　131	経口血糖降下薬　74	血痰　38
	経耳管感染　139	血糖（BS）　19, 72
【く】	痙性斜頸　87	血糖コントロール　126
空腹感　58	痙性歩行　92	血尿　63, 124
空腹時血糖（FBS）　19	痙性麻痺　92	げっぷ　56
駆虫薬　61	頸部腫脹　96	結膜炎　137
クッシング（Cushing）病　70	頸部痛　86	血友病　67
屈折異常　136	稽留熱　30	ケトアシドーシス　72
くも膜下出血　87	痙攣　79	下痢　57
クライエント　168, 184	けいれん重積発作　103	ケルニッヒ徴候　128
クラインフィルター症候群　69	劇症肝炎　21, 62, 160	健胃・消化薬　61
クラミジア感染症　35, 182	下剤　61	眩暈　86
グラム陰性菌　34	血圧異常　86	減塩食　178
グラム陽性菌　33	血液　101	減感作療法　140
	血液凝固因子　67	嫌気性菌　107
		健康　4
		健康医学　2

健康習慣づくり　126
健康診断　126
健康成立条件　169
健康増進　2
健康長寿　167, 187
言語運動中枢　81
言語障害　129, 139
健常人　4
減数分裂　152
倦怠　33
ゲンタマイシン　35
原虫　35
原発巣　97
顕微鏡的血尿　63
現病歴　13
健忘　79
犬吠様咳嗽　118

【こ】
抗アレルギー薬　28
高アンモニア血症　123
広域ペニシリン　34
抗ウイルス薬　33, 41
構音障害　80
口蓋裂　120
口渇　70
高カロリー食　171
抗癌剤　20, 28, 97
交感神経　46, 89, 173
抗凝血薬　51, 68
抗菌作用　12
口腔内乾燥　70
高血圧症　45
高血圧性脳症　125
抗血栓薬　40

高血糖　72
膠原病　20
抗コリン剤　40
高脂血症　72, 76
口臭　59
公衆衛生　2
甲状腺癌　96, 98
甲状腺機能亢進症　44, 69, 87
甲状腺機能低下症　36
甲状腺腫　75
甲状腺ホルモン　71, 74
高身長　69
口唇裂　120
抗生剤　23
向精神病薬　161
抗生物質　12, 23, 33
光線過敏症　70
抗てんかん剤　82, 130
後天性　121
後天性免疫不全症候群　160
喉頭鏡検査　118
喉頭痙攣　109
喉頭浮腫　34
行動療法　140
抗毒素血清　107
高度徐脈　47
高度肥満　171
高尿酸血症　39
高熱　30
更年期障害　87
紅斑　39
高比重リポ蛋白（HDL）　16

抗ヒスタミン薬　28
後負荷　119
項部硬直　128
抗不整脈薬　50
抗リウマチ薬　28, 134
抗利尿ホルモン　76
誤嚥性肺炎　109
呼気性呼吸困難　32
呼気性喘鳴　32
呼吸器感染症　35
呼吸困難　32, 99
呼吸不全　117
黒色便　58
鼓腸　55
骨産道（骨盤）　162
骨折　134
骨折予防　148
骨粗鬆症　90, 94
骨肉腫　141
骨盤位（逆子）　161
小人（侏儒）症　75, 132
こむらがえり　91
コメディカル　183
コリンエステラーゼ（ChE）　18
コレステロール　16
こわばり　85, 133
昏睡　62, 99
根治療法　125

【さ】
細気管支炎　116
細菌感染症　115
細菌検査　15
細菌性感染症　33

再生　9, 62	19	四肢のしびれ　91
再生不良性貧血　20, 124	CD4リンパ球　41	四肢麻痺　92
サイトカイン　27, 68	C反応性蛋白（CRP）　22	止瀉薬　61
催吐法　108	GPT　17	四肢冷感症　148
サイトメガロウイルス　159	シェーンライン・ヘノッホ血管性紫斑病　66	視診　14
催眠療法　12	痔核　39	視神経障害　138
サイレントキラー　45	子癇　158	ジストロフィー　80
作業療法　12, 183	耳管機能不全　139	死生学　184, 185
作話　79	弛緩出血　164	自然気胸　45, 117
鎖骨骨折　134	弛緩性麻痺　92	自然毒　106
坐骨神経痛　91	色覚検査　136	自然流産　158
左心不全　31	色素異常　69	持続感染　61
嗄声　96	色素斑　39	持続時間　80
振瘡　39	ジギタリス　52, 53	舌のもつれ　80
殺菌作用　43	子宮外妊娠　55, 157	弛張熱　30
サプリメント　178	子宮頸癌　98, 159	耳痛　139
サプレッサーT細胞　27	子宮頸管炎　182	疾患　6
サルモネラ菌　106	子宮収縮　155, 164	疾患感受性　126
産科合併症　161	子宮収縮ホルモン　76	失禁　63
産業医　168	糸球体腎炎　20, 124	失血性貧血　124
Ⅲ-3-9度方式（JCS）　100	糸球体病変　72	失神　99
産褥　157	子宮膣部びらん　159	湿疹　29
酸素吸入　83	子宮内反症　165	湿性咳嗽　32
酸素飽和度　103	子宮内膜症　158	湿性ラ音　116
三大栄養素　145	子宮破裂　164	失調性歩行　92
3大合併症　72	止血部位　8	疾病　6
産徴　163	ジゴキシン　53	失明　72
産道　162, 164	自己抗体　22	児頭　162
	自己臭　60	児頭骨盤不均衡（CPD）　162
【し】	自己注射　100	児童精神医学　184
死　5	自己防御力　176	シナプス　88
痔　22	自己免疫　126, 133	死の4重奏　172
GOT　17	四肢硬直　129	紫斑　39, 66
C型肝炎ウイルス（HCV）	四肢痛　91	しびれ　78

耳閉塞感　139	出血傾向　66, 68	小児肥満　127
脂肪肝　127	出血性ショック　101	小脳失調　81
脂肪腫　9	出血性貧血　124	消費エネルギー　71
脂肪塞栓　134	受動喫煙　174	小歩症　92
耳鳴　85, 139	受動免疫　115	小発作　80, 81
視野　138	腫瘍　8, 141	静脈瘤　70
社会医学　3, 5	主流煙　174	消耗性疾患　146
社会恐怖症　168	昇圧剤　54, 119	生薬　61
社会福祉　184	漿液性　38	上腕骨頸部骨折　135
弱視　137	消炎鎮痛剤　68	除外診断　15
弱毒生ワクチン　115	消化管出血　22	除菌療法　61
灼熱痛　144	消化器感染症　34	食事・運動療法　74
若年性関節リウマチ　134	消化性潰瘍治療薬　60	食餌療法　125
瀉血　107	小球性低色素性貧血　124	触診　14
斜視　137	症候性　71	食生活　57
射精　152	症候性肥満　127	食中毒　55, 106
しゃっくり　85	常在菌　107	食道異物　120
習慣性咳嗽　32	止痒作用　29	食道癌　96
習慣流産　158	上室性期外収縮　51	食道静脈瘤破裂　57
周期性四肢麻痺　92	上室性頻拍　52	食物アレルギー　57, 123
シューグレン症候群　133	症状　6	食物誤嚥　31
充血　9	脂溶性ビタミン　147	食欲不振　58
収縮期血圧　46	焦燥感　77	女性ホルモン　180
重症感染症　35	消毒薬　43	ショック　102, 118
重症筋無力症　36	小児悪性新生物　141	徐脈　51
重症度診断　19	小児感染症　114	自律神経　45, 55
重症無力症　131	小児筋疾患　131	自律神経失調症　86, 87
絨毛　152	小児血液疾患　124	視力検査　135
酒渣　39	小児甲状腺疾患　132	視力障害　126
手指振戦　75, 79	小児腎疾患　124	耳漏　139
受精　152	小児喘息　174	心因性　55
主訴　13	小児糖尿病　126	腎盂腎炎　21
受胎　151	小児内分泌疾患　132	人格障害　168
腫脹　7	小児脳腫瘍　141	心窩部　56
出血　9	小児の鼻出血　140	心悸亢進　44

腎機能低下　21	シンチグラフィ　101	ストレス解消法　175
心筋炎　133	陣痛異常　164	ストレス性潰瘍　120
心筋梗塞　3, 49	心電図　103	ストレプトマイシン　35, 40
心筋症　45, 119	塵肺　31	スピロヘーター　35
神経系　86	心肺停止　83, 108	
神経症　77, 168	心不全　53	【せ】
神経性食欲不振症　58	腎不全　21, 72, 125	性科学（セクソロジー）　180
神経伝達物質　88	心房性期外収縮　51	生活習慣　14, 45, 176
心原性ショック　46	心膜炎　45	生活習慣病　16, 72, 128, 169, 176
人工呼吸　38, 100, 112	蕁麻疹　29	生活リズム　126
進行性筋ジストロフィー症　92, 131	心療内科学　25	生活歴　14
人工妊娠中絶　149, 181	【す】	性感染症　42, 182
診察　15	随意運動　92	性器出血　159
心室細動　51	水晶体　137, 138	性教育　180
心室性期外収縮　51	水腎症　63	静菌作用　43
心室中隔欠損　9	錐体外路系　93	星細胞腫　142
心室頻拍　51	垂直感染　160	制酸剤　60
侵襲　7	水痘　41	精子　152
滲出性炎　8	水頭症　164	性衝動　179
腎症　72	随伴症状　14, 31	正常妊娠　151
心身医学　25	水平感染　160	正常分娩　162
心身症　55, 86	水疱　39, 144	生殖器　90
心身相関　168	髄膜炎　41, 87	精神医学　25
腎性高血圧症　46	髄膜刺激症状　87, 128	精神科ソーシャルワーカー　183
新生児　129	睡眠障害　31, 77	精神障害　140
真性てんかん　130	睡眠リズム異常　57	精神的異常　60, 150
心性浮腫　66	水様性　57	精神分析　12
腎性浮腫　66	水様性血便　123	精神療法　12
振戦　79	水溶性ビタミン　145	性腺機能低下　69
心臓カテーテル検査　51	水溶性鼻漏　140	性腺刺激ホルモン　75, 132
心臓性突然死　119	頭重感　78	性早熟症　69
心臓マッサージ　100, 112	頭痛　78	
診断基準　125	ステロイド　20, 28, 38	
診断用薬　101	ストレス　14, 79	

声帯酷使　31	潜血　22, 64	総コレステロール（TC）　16
成長異常　69	穿孔　109	早産　122, 158
成長ホルモン　69, 132	潜在性感染者　160	増殖抑制作用　35
制吐薬　61	穿刺抜気療法　117	早朝覚醒　77
性病　34	染色体異常　141	蒼白　145
生命教育　180	全身倦怠感　31, 33	総ビリルビン（TB）　17
生命（生活）の質　186	全身性エリテマトーデス（SLE）　31, 133	掻痒　29, 39
性欲　179	喘息重積状態　104	即時型反応　34
性欲減退　77	喘息発作　29, 34	塞栓症　9
生ワクチン接種　161	喘息様気管支炎　116	側副循環　9
咳　31	善玉コレステロール　16	鼠径ヘルニア　121
赤芽球性貧血　67	前置胎盤　159	咀嚼障害　131
脊椎側弯症　89	仙痛　55	尊厳死　185
脊椎分離すべり症　89	先天異常　11	
脊椎変形症　90	先天性　121	【た】
せつ　115	先天性筋ジストロフィー　131	ターミナル・ケア　184, 185
切開排膿　116	先天性甲状腺機能低下症　74	タール便　22, 58
赤血球凝集反応　115	先天性心疾患　119	ターンオーバー　142
赤血球寿命　124	先天性白内障　138	胎位　155
赤血球数（RBC）　19	蠕動運動　58	胎位異常　164
節後線維　89	前頭葉　84	ダイエット　94
摂取エネルギー　71, 171	全般発作　80	体温上昇　74
摂食障害　71	前負荷　119	体温調節中枢　30
接触皮膚炎　142	喘鳴　32, 117	胎芽　152
摂食不良　170	泉門　154	退行性病変　10
舌神経麻痺　40	前立腺肥大症　64	胎児　153
節前線維　89		胎児異常　164
舌苔　39	【そ】	体質　11
ZTT　18	臓器移植　28	代謝拮抗剤　97
切迫流産　159	早期破水　164	代謝障害　86
セフェム系抗生物質　34	造血因子　68	体重減少　59
セロトニン　29	総合医療　183	帯状疱疹　90
線維素溶解薬　51		対症療法　11, 107, 125, 140
腺癌　9		
閃輝暗点　79		

索引　197

体性痛　55	胆石症　90, 127	16
苔癬　39	胆嚢炎　45	腸閉塞　55
大腸癌　22	蛋白合成促進　146	直接型ビリルビン　122
耐糖能異常　19, 127	蛋白尿　124, 125	鎮痛効果　99
大動脈炎　90	単麻痺　92	鎮痒作用　29
大動脈炎症候群　87		
胎嚢　158	【ち】	【つ】
大脳辺縁系　84	チアノーゼ　99, 100	椎間板ヘルニア　87, 90
胎盤　155	チーム医療　183	対麻痺（両麻痺）　92
胎便　154	知覚過敏　144	痛風　22
胎胞　163	知覚障害　78	痛風発作　90
大発作　80, 81	知覚消失　145	ツベルクリン反応　14
多飲　74	知覚鈍麻　144	つわり　158
多因子疾患　126	蓄膿症　140	
唾液腺癌　96	致死的不整脈　51	【て】
唾液分泌減少　70	窒息死　118	手足口病　120
多汗　87	知能障害　129	手足のつり　91
多血症　19, 20, 87	着床　151, 152	低K血圧　105
打診　14	中間型リポ蛋白（IDL）　16	DIC（播種性血管内凝固症）
多臓器障害　108	中耳炎　139	62
多胎妊娠　161	虫刺症　142	DNA　35
脱臼　135	虫垂切除術　121	T細胞　26
脱水症　20, 106	中枢　88	TTT　18
脱毛　28, 71	中性脂肪（TG）　16	TPHA検査　159
脱力感　73	肘内障　135	低栄養　59
多尿　63	蝶形紅斑　134	帝王切開　164
多発性筋炎　80, 92	腸結核　57	低カルシウム血症　148
多発性硬化症　81, 90	超高齢化社会　188	低血糖　73
多発性脳梗塞　81	腸重積　121	低血糖発作　100
多毛症　71	長寿科学　188	低酸素血症　109
舌炎　40	聴診　14	低出生体重児　122, 161
単剤療法　36	超早期療育　130	低身長　69
胆汁　18	聴打診　118	定性検査　21
男性ホルモン異常　71	腸チフス　30	低体温　132
胆石　45	超低比重リポ蛋白（VLDL）	低蛋白血症　125

索引　199

低比重リポ蛋白（LDL）
　　　16
定量検査　21
テタニー　92, 148
鉄芽球性貧血　146
鉄欠乏症貧血　67, 124
テトラサイクリン　33, 35
転移性腫瘍　87, 142
伝音系障害　86
伝音難聴　139
電解質異常　36
電解質補正　83
てんかん　81, 130
てんかん重積症　81, 83
点状出血　66
テンシロンテスト　132
点滴静注　36

【と】
盗汗　87
動悸　44
頭頚部癌　98
統合失調症　58, 168
動作緩慢　83
凍傷　7
同性愛者間感染　160
凍瘡　148
疼痛　7, 55
糖尿病（DM）　39, 72
糖尿病合併症　72
糖尿病性昏睡　73
糖尿病性網膜症　148
登攀性起立　131
頭部外傷　100, 120
洞不全症候群　52

頭部打撲　78
動脈管　156
動脈血酸素飽和度　100
動脈硬化　16, 148
動揺病　61
トーチ（TORCH）症候群
　　　159
トキソプラズマ　159
毒素型食中毒　107
特発性浮腫　65
吐血　38, 56
トコフェロール　148
兎唇　9
特発性血小板減少症　66
ドパミン　54
努力性呼吸　32
呑気症　56
貪食作用　26
鈍痛　55

【な】
内因　10
内科学　25
内出血　9
内臓脂肪　127, 172
内臓痛　55
泣き入りひきつけ　131
ナチュラルキラー（NK）細
　　胞　27
7つの健康習慣　169
軟産道損傷　164
難聴　139

【に】
肉眼的血尿　63

肉腫　9
ニコチン　174
日常生活動作（ADL）　12
日光皮膚炎　142
II度熱傷　144
2杯分尿　64
日本脳炎　128
乳酸脱水素酵素（LDH）
　　　17
乳児下痢症　123
入眠困難　77
ニューモシスチス－カリニ肺
　　炎　117
乳幼児突然死症候群　119
尿意促迫　63
尿検査　15
尿酸（UA）　21
尿しぶり（テネスムス）
　　　63
尿潜血反応　21
尿素窒素（BUN）　21
尿蛋白　20
尿沈渣　20
尿道狭窄　64
尿毒症　39, 106
尿閉　64
尿崩症　63, 76, 132
尿路感染症　34
尿路結石　21, 90
妊娠　20, 151
妊娠悪阻　61, 158
妊娠中毒症　156
認知（行動）療法　12
認知症　93
妊婦　151

【ね】

寝汗　87
熱型　30
熱産生　30
熱射病　100
熱傷（火傷）　7, 144
熱性けいれん　130
熱中症　107, 167
熱放散　30
ネフローゼ症候群　20, 124
眠気　29
粘液水腫　36, 74
粘血便　106

【の】

脳圧　62
脳圧亢進症状　128
膿痂疹　115, 140
脳血管障害　3
脳血栓症　69
脳梗塞後遺症　49
脳腫瘍　86
脳循環改善薬　49
脳神経麻痺　96
膿性痰　32
脳性麻痺　129
脳卒中　3
能動免疫　115
脳波検査　130
脳浮腫　62, 66, 129
膿瘍　116, 138
ノーマライゼーション　185
のぼせ　87
ノルアドレナリン　88

【は】

パーキンソン症候群　83
パーキンソン病　81
バージャー病　93
肺うっ血　31, 32
肺炎　30, 116
バイオエシックス　3
肺癌　39, 98
肺気腫　31, 118
肺結核　32
敗血症　8, 30, 35, 106
肺梗塞　31
肺水腫　31, 117
肺塞栓症　31, 36, 104
梅毒　42, 150, 159
梅毒血清反応（STS）　159
梅毒トレポネーマ　34
排尿困難　64
排尿時痛　182
排膿　63
背部痛　89
ハイムリッヒ法　118
排卵　152
排卵障害　148
排卵誘発　76
白癬　39
拍動性疼痛　78
白内障　138
白皮症（アルビノ）　71
麦粒腫　137
橋本病　74
破傷風　92
破水　155, 163
バセドウ病　44
蜂巣炎　115

発育異常　69
発汗　74
発癌性　174
白血球数（WBC）　20
白血病　9, 68
発症機転　170
発疹　34, 39
発赤　7
発熱　30
抜毛症　71
鼻アレルギー　140
羽ばたき振戦　79
パルスオキシメーター　103
汎下垂体機能低下症　132
汎血球減少症　68
反射弓　88
斑状出血　66
ハンセン病治療薬　40
反兆（リバウンド）痛　55
汎発性腹膜炎　122

【ひ】

BMI　71
B型肝炎ウイルス（HBV）　18
B型肝炎ワクチン　160
B細胞　27
BCG　14
PTSD（心的外傷後ストレス症候群）　183
冷え性　87
鼻炎　29
皮下脂肪　127
被虐待児症候群　134

肥厚性幽門狭窄症　120	病歴　13	ふくらはぎ（腓腹筋）　91
非自己　26	びらん　39	副流煙　174
微弱陣痛　164	微量栄養素　145	浮腫　65
脾腫　68	ビリルビン　69, 122	腐食性物質　108
非上皮性腫瘍　9	非淋菌性尿道炎　43	不随意　79
皮疹　142	貧血　19, 67	不整脈　44
ヒステリー性歩行　93	頻呼吸　32	不全　92, 102
非ステロイド抗炎症薬　69, 134	頻尿　62	物質代謝　170
砒素黒化症　70	ピンポン感染　182	ブドウ球菌　34
肥大　9	頻脈　32, 51	不登校　128, 168, 184
ビタミン　145		ブドウ糖　19
ヒト免疫不全ウイルス　160	【ふ】	不妊　182
日内および日差変動　131	不安　77, 168	腐敗菌　38
皮内テスト　34	不安定（労作性）狭心症　45	部分発作　80
避妊　180	フィブリノイド変性　133	不眠　76, 77
微熱　30	風疹　115, 159	不明熱　31
皮膚癌　98	風疹ワクチン　161	プライマリ・ケア　184
皮膚乾燥　39, 132	フェノバルビタール　82	プリン体　21
皮膚真菌症　39	不穏状態　77	ブローカー野　81
飛蚊症　79	不活性ワクチン　115	プロゲステロン　95
鼻閉　140	副交感神経　89	プロトンポンプ阻害薬　60
非麻薬性合成鎮痛薬　99	副作用　160	プロラクチン　132
肥満　71, 72, 127	福祉の心　186	噴水状嘔吐　120
肥満細胞　29	副腎皮質ステロイド　67	憤怒けいれん　131
肥満度　71	副腎皮質ステロイドパルス療法　132	分娩　151, 163
非薬物療法　47	副腎皮質刺激ホルモン（ACTH）　76	
日焼け　7		【へ】
病因　10	腹水　55	平滑筋弛緩作用　99
病気　4	腹痛　54	平均寿命　186
病原性大腸菌　106	副鼻腔炎　140	閉経後骨粗鬆症　94
表在性　78	腹部膨満　55	閉塞性肺疾患　174
病巣部　11	腹膜炎　121	併用療法　36
病変　7	腹膜刺激症状　121	β遮断薬　46, 48
		ベーチェット病　133
		臍ヘルニア　122

ペニシリン　33, 42
ヘパリン　37, 104
ヘマトクリット (Ht)　20
ヘモグロビン (Hb)　19
ヘモグロビンA1c (HbA1c)
　　19
ヘモクロマトーシス　70
ペラグラ　70, 146
ヘリコバクター・ピロリ
　　35, 61
ヘルニアかん頓　122
ヘルパーT細胞　27
ヘルパンギーナ　120
ヘルペス脳炎　41
ベロ毒素　106
変形性関節症　127
変形性頚椎症　87
娩出期　163
偏食　140, 170
片頭痛　79
変性　10
便潜血反応　22
便秘　57
扁平上皮癌　9
弁膜症　45

【ほ】
防衛反応　7
剖検　7
縫合　154
膀胱炎　21
放散痛　55, 86
房室ブロック　52
放射性同位元素　101
放射線照射　68

胞状奇胎　159
膨疹　39
乏尿　138
泡沫状痰　38
歩行困難　92
母子感染　160
ホジキン病　31, 68
ホスピス　186
ボツリヌス菌　107
ホメオスターシス　4
ポリープ　9, 22
ポリオ　115
ポリグラフ　130
ポルフィリン症　70
ホルモン異常　55
本態性高血圧症　46

【ま】
マイコプラズマ　35, 117
マクロファージ　26
マクロライド　33, 35
麻疹　115
麻酔性鎮痛薬　98, 99
マックバーネー点　121
末梢血液像　15
末梢循環改善薬　49
末梢循環障害　146, 148
麻痺　78
麻痺性イレウス　110, 121
マラリア　30, 43
マルファン症候群　69
慢性炎症　7
慢性骨髄性白血病　68, 98
慢性糸球体腎炎　124
慢性疾患　5

慢性心不全　45, 53, 102
慢性膵炎　90
慢性疲労症候群　33
慢性リンパ性白血病　98

【み】
ミオクロニー発作　103
ミオパチー　80
味覚異常　59
多指症　9
ミネラル　145
耳鳴り　85

【む】
無気肺　118
無菌性髄膜炎　128
むくみ　65
無症候性キャリア　183
無症候性血尿　64
ムチウチ症　86
無痛　145
無動　83
胸焼け　56
無力状態　33
ムンプス　115

【め】
メタボリックシンドローム
　　172
メニエール　66, 86
目のかすみ　126
めまい　86
めやに　138
メラニン　69
免疫　26

索引　203

免疫グロブリン　28
免疫グロブリン療法　115
免疫増強剤　28
免疫能　24
免疫不全症候群　141
免疫抑制剤　28
免疫療法　132
免疫力　23, 26
メンタルヘルス　167

【も】

盲腸炎　121
網内系組織　68
毛髪異常　71
網膜芽細胞腫　141
網膜症　72
毛様体　138
ものもらい　137
モルヒネ　98
問診　13

【や】

夜間頻尿　63
薬剤耐性菌　35
薬物中毒　108
薬物療法　12, 47
やせ　59, 127
薬効　142
夜盲症　147

【ゆ】

誘因　10
有機溶剤　109
有効血中濃度　52
有酸素運動　175

有病率　133
遊離脂肪酸　59
輸液　102
輸血　102
輸入感染症　43

【よ】

よう　115
溶血性貧血　67, 124
葉酸　28, 67
羊水　152, 155
羊水過多症　155
腰痛　90
羊膜　152
溶連菌感染　133
ヨウ素　75
予後　6
予防医学　2
予防接種　115

【ら】

ライ症候群　123
ライ（Reye）脳症　129
ライフスタイル　126, 168
落屑　39
卵円孔　156
卵管　152
卵管炎　183
乱視　136
卵子　152
卵胞刺激ホルモン（FSH）　76

【り】

リウマチ因子　22

リウマチ熱　31, 133
理学療法　12
理学療法士　12, 183
リケッチア　35
利尿薬　47, 65
リハビリテーション　3
リボソーム　35
リポ蛋白　16, 76
耳下腺炎　115
流産　151, 158
療育　130
良性腫瘍　9
緑内障　66, 138
緑膿菌　34
淋菌　34
淋疾　42
臨床医学　5
臨床栄養学　145
臨床検査　15
臨床ヘルスサイエンス　1, 26
鱗屑　39
臨床心理士　183
リンパ腫　41, 96
リンパ節腫大　68
リンパ肉腫　68
淋病　42

【る】

るいそう　59
涙嚢炎　137
ループ系利尿薬　47, 65

【れ】

冷汗　51

レイノー現象　91	レンサ球菌　34	老年学　188
レイノー病　87	【ろ】	肋間神経痛　45, 89
レジオネラ　35	ロイシンアミノプチペターゼ	【わ】
レスピレーター　38, 107	（LAP）　18	若木骨折　134
レセプター　89	聾　139	
REM睡眠　77		

〈本書にかかわりの深い関連図書〉

　臨床心理や精神医学などメンタル面での生涯学習用テキスト「教養としての精神・心身医学」（大学教育出版）は、本書の重要な姉妹編です。

　また、本著の総論的医学内容に興味を持たれ、もっと深く勉学したい方のために、各論内容で「コメディカルのための内科・心療内科学テキスト」（2003）および「コメディカルのための母性・小児科学テキスト」（2004）（いずれも、個々の疾患について詳しく書かれた社会人・大学生向けの小テキスト）を準備しています（著者宛連絡）。

　さらに、本書のサブテーマでもある健康長寿を深く考えてみたい方は「気がつけば百歳」（大修館書店）、「男性百歳の研究」（九州大学出版会）などを参考にしてください。

■著者略歴

秋坂　真史　（あきさか　まさふみ）

宮崎大学教授（安全衛生保健センター）、医師・医学博士。
琉球大学医学部、カナダ・トロント大学医学部研究留学、茨城大学教育学部教授等を経て現職。
現在の専門は、心療内科・精神医学・心身医学など医学系のほか臨床心理学・老年学・長寿学などの保健福祉系科目であるが、本来は、内科学を中心にプライマリ・ケア医学・老年医学が専門。

主な著作・社会活動等

「教養としての精神・心身医学」（大学教育出版）、「気がつけば百歳」（大修館書店）、「男性百歳の研究」（九州大学出版会）、「沖縄長寿学序説」（ひるぎ社）、等がある。日本医師会・日本体育協会公認スポーツドクター、臨床遺伝学専門医等を経験。心身医学科認定医、日本心療内科学会登録医、認定産業医、日本教育医学会理事（第54回学術大会会長）。
社会活動として「専門医による心の教育相談」「教育・子育て電話（いのちの電話）相談」（以上、県教育委員会）等にも協力している（特別教育相談医）。
連絡先：〒889-2192　宮崎県宮崎市学園木花台西1-1　宮崎大学安全衛生保健センター　秋坂　真史

あなたのための臨床ヘルス・サイエンス

2006年8月15日　初版第1刷発行

- ■著　　者──秋坂真史
- ■発 行 者──佐藤　守
- ■発 行 所──株式会社 大学教育出版
  　　　　　　〒700-0953 岡山市西市855-4
  　　　　　　電話 (086) 244-1268　FAX (086) 246-0294
- ■印刷製本──モリモト印刷（株）
- ■装　　丁──ティー・ボーンデザイン事務所

© Masafumi AKISAKA 2006, Printed in Japan
検印省略　落丁・乱丁本はお取り替えいたします。
無断で本書の一部または全部を複写・複製することは禁じられています。
ISBN4-88730-669-5